儿童

营养不良管理与健康促进策略

主　编◎赵梓伶　蒋莉华

副主编◎刘伟信　罗　敏

编委

赵梓伶（四川省妇幼保健院）

蒋莉华（四川大学）

刘伟信（四川省妇幼保健院）

罗　敏（四川省妇幼保健院）

周天津（四川省妇幼保健院）

胡金诺（四川省妇幼保健院）

何琳坤（四川省妇幼保健院）

陈诗琪（四川省妇幼保健院）

张嘉文（四川省妇幼保健院）

李金桃（四川省妇幼保健院）

杨　燕（四川省妇幼保健院）

组织单位

四川省妇幼保健院

四川大學出版社

SICHUAN UNIVERSITY PRESS

项目策划：邱小平
责任编辑：许　奕
责任校对：张　澄
封面设计：墨创文化
责任印制：王　炜

图书在版编目（CIP）数据

儿童营养不良管理与健康促进策略 / 赵梓伶，蒋莉华主编．— 成都 ：四川大学出版社，2021.10
ISBN 978-7-5690-5171-1

Ⅰ．①儿… Ⅱ．①赵… ②蒋… Ⅲ．①小儿疾病—营养缺乏病—防治 Ⅳ．①R723.2

中国版本图书馆 CIP 数据核字（2021）第 227952 号

书名　儿童营养不良管理与健康促进策略

主　　编	赵梓伶　蒋莉华
出　　版	四川大学出版社
地　　址	成都市一环路南一段 24 号（610065）
发　　行	四川大学出版社
书　　号	ISBN 978-7-5690-5171-1
印前制作	四川胜翔数码印务设计有限公司
印　　刷	成都金龙印务有限责任公司
成品尺寸	170mm×240mm
印　　张	9.5
字　　数	200 千字
版　　次	2021 年 11 月第 1 版
印　　次	2021 年 11 月第 1 次印刷
定　　价	46.00 元

◆ 读者邮购本书，请与本社发行科联系。
电话：(028)85408408/(028)85401670/
(028)86408023　邮政编码：610065
◆ 本社图书如有印装质量问题，请寄回出版社调换。
◆ 网址：http://press.scu.edu.cn

四川大学出版社
微信公众号

前言

儿童是国家的未来，是社会可持续发展的基础。儿童期是身心发育的关键时期。儿童营养是儿童生存、生长发育的基石和全人群健康的基础。婴幼儿期营养不良可导致儿童不可逆转的体格生长迟缓，同时影响其认知发育。5岁以下儿童营养不良不仅影响儿童近远期体格生长、智力发育和生存能力，还可增加成年期慢性病的发生风险，从而增加个人和社会的疾病负担。

儿童营养不良主要发生在发展中国家。发展中国家由儿童营养不良造成的智力发育障碍、劳动力丧失、免疫力下降等带来的经济损失占国民生产总值的3%～5%。儿童早期营养干预可改善儿童生存和发展能力，预防慢性病，促进健康成长。

本书通过系统阐述儿童营养不良工作历程、健康促进理论、儿童营养不良影响因素、儿童营养不良干预模式等内容，使读者对儿童营养不良和健康促进有系统而深入的认识。另外，本书在表达上多有实例和图表，使内容图文并茂，易于理解。

本书的出版离不开全体专家和研究团队的共同努力，在此向参与本书编写的专家和对编写给予支持的相关人员表示衷心感谢。

随着社会的进步及医疗科技的发展，儿童营养不良和健康促进的内涵逐渐丰富、不断发展。本书难免存在不足之处，望读者指正，以便不断修正充实。

目 录

1　5岁以下儿童营养不良综述

儿童是国家的未来，是人类社会可持续发展的宝贵资源。改善儿童营养状况，提高儿童健康水平，是实现人的全面发展，把我国从人口大国建设为人力资源强国的基础。

儿童早期特别是从胎儿期至2岁（生命早期1000天），是决定其一生营养与健康状况的最关键时期。婴幼儿期的营养不良可能导致儿童不可逆转的生长和认知发育迟缓，影响智力潜能的发挥，降低学习能力和成年后的劳动生产能力，导致成年后患肥胖、高血压、冠心病和糖尿病等诸多慢性病的风险加大。同时，儿童营养状况与死亡率的变化也有密切关系。世界卫生组织（WHO）总干事谭德塞说，疾病和恶劣的卫生条件是造成儿童营养不良的主要原因。营养不良的儿童更容易受到疾病的困扰，包括腹泻、呼吸道感染和疟疾。这不仅是一个恶性循环，往往更是致命的循环。儿童期营养状况直接关系到联合国千年发展目标的实现：挨饿人口比例减半，降低5岁以下儿童低体重率，降低5岁以下儿童死亡率。这些目标与经济社会发展密切相关。如果采取积极的干预措施，将会带来显著的经济效益和社会效益。

营养不良一般没有明显症状，直到病情发展到非常严重的程度，才会出现症状。因此，一些看似健康的儿童可能正面临着健康和发育受到严重甚至永久损害的危险。在大多数情况下，婴幼儿时期营养不良的致命之处显而易见：使儿童生长受阻或肥胖、易患疾病、智力发育落后、学习效率降低等，最终降低整个民族的健康素质。2016年，国务院印发的《“健康中国2030”规划纲要》提出实施健康儿童计划，继续开展重点地区儿童营养改善等项目。

因此，掌握儿童营养不良流行病学现状，研究儿童营养不良影响因素，制定系统的干预模式是降低儿童死亡率、增进儿童健康的基础。

1.1 相关概念及临床特征

1.1.1 营养不良的相关概念

营养（Nutrition）是指人体获得和利用食物维持生命活动的整个过程。

蛋白质-能量营养不良（Proteln-energy Malnutrition，PEM）是缺乏能量和（或）蛋白质所致的一种营养缺乏症，各年龄人群都可发生，但以婴幼儿多见。临床上以体重下降、皮下脂肪减少、皮下水肿等为特征，常伴有各器官系统的功能紊乱。急性发病者常伴有水、电解质紊乱，慢性者常有多种营养素缺乏。临床常见三种类型：以能量供应不足为主的消瘦型、以蛋白质供应不足为主的浮肿型以及介于两者之间的消瘦-浮肿型。

1.1.2 PEM 概述

1.1.2.1 病因

（1）摄入不足：小儿处于生长发育的阶段，对营养素尤其是蛋白质的需要相对较多，喂养不当是导致营养不良的重要原因，例如：母乳不足而未及时添加其他富含蛋白质的食品；奶粉配制过稀，突然停奶而未及时添加辅食，长期以淀粉类食品（粥、米粉、奶糕）喂养等。较大儿童的营养不良多为婴儿期营养不良的继续，或由不良的饮食习惯如偏食、挑食，吃零食过多，不吃早餐等引起。

（2）消化吸收障碍：消化系统解剖或功能上的异常（包括唇裂、腭裂、幽门梗阻等）、迁延性腹泻、过敏性肠炎、肠吸收不良综合征等均可影响食物的消化和吸收。

（3）需要量增加：急、慢性传染病（如麻疹、伤寒、肝炎、结核）的恢复期，快速生长发育阶段等均可因需要量增多而造成营养相对缺乏；糖尿病、大量蛋白尿、发热性疾病、甲状腺功能亢进、恶性肿瘤等均可使营养素的消耗量增多而导致营养不足；先天不足和生理功能低下，如早产、双胎，因追赶生长而使营养素需要量增加可引起营养不良。

1.1.2.2 病理生理

（1）新陈代谢异常。

蛋白质：由于蛋白质摄入不足或蛋白质丢失过多，体内蛋白质代谢处于负平衡。当血清总蛋白浓度<40g/L、白蛋白<20g/L 时，便可发生低蛋白性水肿。

脂肪：能量摄入不足时，体内脂肪大量消耗以维持生命活动的需要，故血清胆固醇浓度下降。肝脏是脂肪代谢的主要器官，当体内脂肪消耗过多，超过肝脏的代谢能力时可造成肝脏脂肪浸润及变性。

糖类：由于摄入不足和消耗增多，糖原不足和血糖偏低。轻度时症状不明显，重者可引起低血糖昏迷甚至猝死。

水、盐代谢：由于脂肪大量消耗，故细胞外液容量增加，低蛋白血症可进一步加剧而导致水肿。PEM患者ATP合成减少可影响细胞膜上钠－钾－ATP酶的运转，钠在细胞内潴留，细胞外液一般为低渗状态，易出现低渗性脱水、酸中毒、低血钾、低血钠、低血钙和低镁血症。

体温调节能力下降：营养不良患儿体温偏低，可能与热能摄入不足，皮下脂肪菲薄、散热快，血糖降低，氧耗量低，脉率和周围血循环量减少等有关。

（2）各系统功能低下。

消化系统：由于消化液和酶的分泌减少，酶活力降低，肠蠕动减弱，菌群失调，导致消化功能低下，易发生腹泻。

循环系统：心脏收缩力减弱，心排血量减少，血压偏低，脉细弱。

泌尿系统：肾小管重吸收功能降低，尿量增多而尿比重下降。

神经系统：精神抑郁，时有烦躁不安、表情淡漠、反应迟钝、记忆力减退，条件反射不易建立。

免疫功能：非特异性免疫功能（如皮肤黏膜屏障功能、白细胞吞噬功能、补体功能）和特异性免疫功能均明显减弱。患儿迟发性皮肤反应可呈阴性，常伴IgG亚类缺陷和T细胞亚群比例失调等。由于免疫功能全面低下，患儿极易并发各种感染。

1.1.2.3　临床表现

体重不增是营养不良的早期表现。随营养失调日久加重，体重逐渐下降，患儿主要表现为消瘦，皮下脂肪逐渐减少以至消失，皮肤干燥、苍白、逐渐失去弹性，额部出现皱纹，肌张力逐渐降低，肌肉松弛，肌肉萎缩呈“皮包骨”状，四肢可有挛缩。皮下脂肪层消耗的顺序：首先是腹部，其次为躯干、臀部、四肢，最后为面颊。皮下脂肪层厚度是判断营养不良程度的重要指标之一。营养不良初期，身高并无影响，但随着病情加重，骨骼生长减慢，身高亦低于正常者。轻度营养不良者精神状态正常，但重度者可有精神萎靡，反应差，体温偏低，脉细无力，无食欲，腹泻、便秘交替。合并血浆白蛋白浓度明显下降时，可有凹陷性水肿、皮肤发亮，严重时可破溃、感染形成慢性溃疡。重度营养不良者可有重要器官功能损害，如心脏功能下降，可有心音低钝、血压偏低、脉搏变缓、呼吸浅表等。

常见的并发症有营养性贫血，以小细胞低色素性贫血最为常见，贫血与缺乏铁、叶酸、维生素B_{12}、蛋白质等造血原料有关。营养不良可有多种维生素缺乏，尤以脂溶性维生素A、维生素D缺乏常见。营养不良时，维生素D缺乏的症状不明显，在恢复期生长发育加快时症状比较突出。约有3/4的患儿伴有锌缺乏，由于免疫功能低下，故易患各种感染，如反复呼吸道感染、鹅口疮、肺炎、结核病、中耳炎、尿路感染等。婴儿腹泻常迁延不愈，加重营养不良，形成恶性循环。

营养不良可并发自发性低血糖，患儿可突然表现为面色灰白、神志不清、脉搏减慢、呼吸暂停、体温不升，但一般无抽搐，若不及时诊治，可致死亡。

1.1.2.4 实验室检查

血清白蛋白浓度降低是最重要的改变，但其半衰期较长（19～21天），故不够灵敏。视黄醇结合蛋白（半衰期10小时）、前白蛋白（半衰期1.9天）、甲状腺结合前白蛋白（半衰期2天）和转铁蛋白（半衰期3天）等代谢周期较短的血浆蛋白质具有早期诊断价值。胰岛素样生长因子1（IGF1）不仅反应灵敏且受其他因素影响较小，是诊断蛋白质营养不良的较好指标。营养不良患儿牛磺酸和必需氨基酸浓度降低，而非必需氨基酸浓度变化不大；血清淀粉酶、脂肪酶、胆碱酯酶、转氨酶、碱性磷酸酶、胰酶和黄嘌呤氧化酶等的活性均下降，经治疗后可迅速恢复正常；胆固醇、各种电解质及微量元素浓度皆可下降；生长激素浓度升高。

1.1.2.5 诊断

根据患儿年龄及喂养史，有体重下降、皮下脂肪减少、全身各系统功能紊乱及其他营养素缺乏的临床症状和体征，典型病例的诊断并不困难。轻度患儿易被忽略，需通过定期生长监测、随访才能发现。确诊后还需详细询问病史和进一步检查，以确定病因。诊断营养不良的基本测量指标为身长和体重。5岁以下营养不良的体格测量指标的分型和分度如下。

（1）体重低下（underweight）：体重低于同年龄、同性别参照人群值的均值减2SD以下为体重低下。低于同年龄、同性别参照人群均值减2～3SD为中度，在均值减3SD以下为重度。该项指标主要反映慢性或急性营养不良。

（2）生长迟缓（stunting）：其身长低于同年龄、同性别参照人群值的均值减2SD为生长迟缓。低于同年龄、同性别参照人群均值减2～3SD为中度，在均值减3SD以下为重度。此指标主要反映慢性长期营养不良。

（3）消瘦（wasting）：体重低于同性别、同身高参照人群值的均值减2SD为消瘦。低于同性别、同身高参照人群均值减2～3SD为中度，在均值减3SD以下为重度。此项指标主要反映近期、急性营养不良。

临床常综合应用以上指标来判断患儿营养不良的类型和严重程度。以上三项判断营养不良的指标可以同时存在，也可仅符合其中一项。符合一项即可进行营养不良的诊断。

1.1.2.6 治疗

营养不良的治疗原则是积极处理危及生命的并发症、祛除病因、调整饮食、增强消化功能。

（1）处理危及生命的并发症：严重营养不良常发生危及生命的并发症，如腹泻时的严重脱水和电解质紊乱、酸中毒、休克、肾衰竭、自发性低血糖、继发感染及维生素A缺乏所致的眼部损害等。有真菌感染的患儿，除积极给予支持治疗外，要及时进行抗真菌治疗及其他相应的处理。

（2）祛除病因：在查明病因的基础上，积极治疗原发病，如纠正消化道畸形、控制感染性疾病、根治各种消耗性疾病、改进喂养方法等。

（3）调整饮食：营养不良患儿的消化道因长期摄入过少，已适应低营养的摄入，过快增加摄食量易出现消化不良、腹泻，故饮食调整应根据实际的消化能力和病情逐步完成，不能操之过急。轻度营养不良可从每日250～330kJ/kg（60～80kcal/kg）开始。中、重度营养不良可参考原来的饮食情况，从每日165～230kJ/kg（40～55kcal/kg）开始，逐步少量增加。若消化吸收能力较好，可逐渐加到每日500～727kJ/kg（120～170kcal/kg），并按实际体重计算热能需要。母乳喂养儿可根据患儿的食欲哺乳，按需哺喂；人工喂养儿从给予稀释奶开始，适应后逐渐增加奶量和浓度。除乳制品外，可给予蛋类、肝泥、肉末、鱼粉等高蛋白食物，必要时也可添加酪蛋白水解物、氨基酸混合液或要素饮食。蛋白质摄入量从每日1.5～2.0g/kg开始，逐步增加到3.0～4.5g/kg，过早给予高蛋白食物可引起腹胀和肝大。食物中应含有丰富的维生素和微量元素。

（4）增强消化功能。

1）药物：可给予B族维生素和胃蛋白酶、胰酶等以助消化。蛋白质同化类固醇制剂如苯丙酸诺龙能促进蛋白质合成，并能增加食欲，每次肌肉注射10～25mg，每周1～2次，连续2～3周，用药期间应供给充足的热量和蛋白质。对食欲差的患儿可给予胰岛素注射，降低血糖，增加饥饿感以提高食欲，通常每日一次皮下注射胰岛素2～3U，注射前先服葡萄糖20～30g，每1～2周为一个疗程。锌制剂可提高味觉敏感度，有增加食欲的作用，每日可口服元素锌0.5～1mg/kg。

2）中医治疗：参苓白术散能调整脾胃功能，改善食欲；针灸、推拿、抚触、捏脊等也有一定疗效。

3）其他：病情严重，伴明显低蛋白血症或严重贫血者，可考虑成分输血。静脉点滴高能量脂肪乳剂、多种氨基酸、葡萄糖等也可酌情选用。此外，充足的睡眠、适当的户外活动、纠正不良的饮食习惯和良好的护理亦极为重要。

1.1.2.7 预后和预防

预后取决于营养不良的发生年龄、持续时间及程度，其中以发病年龄最为重要，年龄越小，其远期影响越大，尤其是认知能力和抽象思维能力易产生缺陷。本病的预防应采取综合措施。

（1）合理喂养：大力提倡母乳喂养，对母乳不足或不宜母乳喂养者应及时给予指导，采用混合喂养或人工喂养并及时添加辅助食品；纠正偏食、挑食，吃零食的不良习惯，小学生早餐要吃饱，午餐应保证供给足够的能量和蛋白质。

（2）生活作息安排合理：坚持户外活动，保证充足睡眠，纠正不良的卫生习惯。

（3）防治传染病和先天畸形：按时进行预防接种。患有唇裂、腭裂及幽门狭窄等先天畸形者应及时手术治疗。

（4）推广应用生长发育监测图：定期测量体重，并将体重值标在生长发育监测图上，如发现体重增长缓慢或不增，应尽快查明原因，及时予以纠正。

1.2 国内外儿童营养不良流行病学现状

1.2.1 国外儿童营养不良流行病学现状

儿童营养状况是衡量一个国家或地区社会经济与文化发展程度的重要指标。营养不良的三重负担问题日益凸显：首先，在全球5岁以下儿童中，仍有1.49亿出现生长迟缓，近5000万儿童处于消瘦状态；其次，3.4亿儿童面临维生素及矿物质缺乏，这也被称为“隐性饥饿”；最后，超重问题正在快速发展。一直以来，国际社会均非常重视儿童营养问题，联合国大会上通过的《儿童权利公约》提出，签署国必须采取适当措施以减少婴儿及儿童死亡率，采用现有技术，通过提供安全饮用水和充足的营养丰富的食品，与营养不良和疾病做斗争。

世界各国和地区儿童营养不良的发生情况具有很大差异。根据2020年《世界粮食安全和营养状况》报告，亚洲仍然是营养不良人数最多的地区（3.81亿），非洲位居第二（2.5亿），然后是拉美和加勒比地区（4800万）。预计到2025年，仍有超过半数的中低收入国家很难达到WHO提出的儿童消瘦率＜5%这一目标。虽然全球总体趋势有所好转，但是中东及少数亚非国家的任务仍然十分艰巨。儿童营养不良的危害是巨大的，其不仅导致儿童生长发育障碍，而且影响他们成年后的身体健康和劳动力状况，直接影响社会经济的发展。数据显示，全球有20亿人因膳食中缺乏微量营养素而导致健康受损。世界银行和国际食物政策所的研究结果表明，发展中国家由营养不良造成的劳动力损失占该国GDP的3%~5%。近年来在发展中国家，大多数家庭跌至贫困线以下的原因主要是健康受损，而不是收入减少，这会形成恶性循环，进一步加大社会各阶层收入的差距，有悖于公平原则，为社会的不安定埋下伏笔。

联合国儿童基金会发布的《2019年世界儿童状况：儿童、食物与营养》报告指出，全球至少1/3的5岁以下儿童营养不足或超重，总人数超过2亿，在6个月到两岁的儿童中，有近2/3未能获得保障其身体和大脑快速发育所需的食物，这使他们面临大脑发育不良、学习能力减弱、免疫力低下、受感染风险增加甚至死亡的威胁。在全球营养不良人数稳步减少几十年之后，慢性饥饿人数在2014年开始缓慢增加，并且持续增加。新冠病毒肺炎使全球粮食系统更加脆弱，可能会导致多达1.32亿人挨饿。

目前，国际上主要采用WHO推荐的NCHS/WHO标准确定儿童营养不良：用Z评分法（Z－score）对儿童体格生长发育状况进行评价，以身长别体重（W/H）、年龄别身长（H/A）和年龄别体重（W/A）的z值＜－2，判断为消瘦、生长迟缓和低体重。WHO于2006年提出了5岁以下儿童生长发育新参考值，这一参考值的建立克服了旧数据以人工喂养为样本、来源于单一国家的局限性。这一参考值立足于世界多个研究中心的健康人群，以母乳喂养婴儿为样本研究制定而成。

联合国儿童基金会发布的《2019年世界儿童状况：儿童、食物与营养》报告显示，中国5岁以下儿童的营养不良患病率明显低于东南亚、非洲国家，在全球处于较低水平，与澳大利亚等发达国家的差距较小。

1.2.2 国内儿童营养不良流行病学现状

为了加强儿童健康，提高人口素质，中国政府采取了一系列措施提高儿童营养水平。国务院颁布的《"健康中国2030"规划纲要》明确指出，实施健康儿童计划，继续开展重点地区儿童营养改善等项目。

卫生部发布的《中国0－6岁儿童营养发展报告（2012）》指出，2010年，我国5岁以下儿童低体重率为3.6%，比1990年下降了74%，已提前实现联合国千年发展目标1；生长迟缓率为9.9%，比1990年下降了70%；消瘦率为2.3%，长期保持在较低水平。贫困地区农村儿童的低体重率和生长迟缓率从2000年开始下降，2010年全国贫困地区农村儿童低体重率、生长迟缓率分别为8.0%和20.3%，比1998年分别下降了45%和44%。

2019年，全国儿童低出生体重发生率为3.24%，控制在"4%以下"的《中国儿童发展纲要（2011—2020年）》目标之内。5岁以下儿童贫血患病率、低体重率和生长迟缓率均达到"12%以下""7%以下"和"5%以下"的《中国儿童发展纲要（2011—2020年）》目标。

我国同时对中小学生体质与营养进行了监测。1985年全国学生体质与健康监测资料表明，营养不良患病率男生为29.0%，女生为36.2%。1991年全国学生健康监测资料与1985年资料相比，中小学男女学生营养不良患病率分别上升了4个百分点和8个百分点。1995年全国中小学生营养不良总检出率为32.6%。张桂松等的调查表明，1996—2003年学生营养不良患病率男生为18.22%，女生为23.62%。殷秋香等的调查表明，1997—2002年营养不良检出率男生为22.86%，女生为27.09%。梁带娣等的调查表明，学生营养不良检出率为29.8%。钟桂菊等的调查表明，学生营养不良检出率为22.2%。陈婉等的调查表明，1997—2006年汕头市区中小学生营养不良患病率平均为34.50%。国务院妇女儿童工作委员会办公室和中国儿童中心发布的《中国十城市0−6岁儿童健康状况调查》表明，在北京、上海、重庆、广州、哈尔滨、石家庄、济南、郑州、武汉和西安等10个代表性的城市中，0−6岁儿童营养不良患病率为10.6%，南方儿童营养不良患病率为11.85%，北方儿童营养不良患病率为9.3%，其中3~4岁儿童营养不良患病率为20.19%~26.44%，提示这一年龄段儿童最容易发生营养健康问题。董彦会等对2005年、2010年和2014年的“中国学生体质与健康调研”数据进行分析，研究结果提示，2014年中国7~18岁汉族学生的营养不良检出率为10.0%，其中生长迟缓、中重度消瘦、轻度消瘦的检出率分别为0.8%、3.7%、5.5%，营养不良检出率较2005年和2010年分别下降了5.0和2.6个百分点，其中生长迟缓、中重度消瘦、轻度消瘦的检出率分别下降1.0、1.8、2.2个百分点和0.4、1.1、1.2个百分点。2014年7~18岁男生营养不良检出率高于女生（11.1% vs8.9%），乡村高于城市（11.0% vs9.1%），7~9岁、10~12岁、13~15岁和16~18岁4个年龄段的检出率分别为10.5%、9.0%、9.1%、11.5%，东、中、西部分别为9.0%、9.2%和11.7%。我国学生营养不良主要以轻度消瘦为主，汉族学生和藏族学生的生长迟缓在营养不良中仅占到8.0%和7.5%。2005年至2014年的3次调查中，中国7~18岁汉族学生和藏族学生的营养不良检出率均逐次下降。2005年至2014年全国31个省（自治区、直辖市）男女生的营养不良检出率较高，多集中在西南地区，东部地区营养不良检出率较低。与2005年和2010年相比，2014年全国31个省（自治区、直辖市）营养不良检出率均下降，且营养不良检出率较高的地区逐渐减少，检出率较低的地区逐渐增多。2005年至2014年全国31个省（自治区、直辖市）的7~18岁儿童青少年的营养不良检出率呈持续下降趋势，但总体检出率仍然较高，以消瘦型营养不良为主，生长迟缓检出率低，西南地区各省（自治区、直辖市）营养不良检出率较高。

1.3　儿童营养不良影响因素

1.3.1　个体因素

儿童的民族、性别、疾病状况等自身因素与营养不良的发生有关，其自身健康状况会对他们的营养水平造成最为直接的影响。

1.3.1.1　遗传与疾病

儿童营养性疾病如贫血、肥胖等都可能受到遗传因素的影响。王文媛等的研究将遗传因素对儿童肥胖的作用机制大体分为三类：一是肥胖基因，肥胖为多基因遗传，即由多种基因相加作用；二是父母遗传，即父母肥胖会增加其孩子肥胖的可能性；三是母亲初潮年龄，月经初潮年龄过早有可能由快速生长导致，因此可能会在后代身上出现婴儿期体重显著增加等。

疾病是影响儿童营养健康状况的另一个重要因素，任何急、慢性疾病对儿童营养不良都作用明显。如果儿童长期处于患病状态，可引起食欲减退使营养素摄入减少，部分肠道寄生虫病也会影响营养素的吸收和利用。同时，疾病状态会消耗更多的营养素，从而造成儿童营养不良的发生。加强对儿童常见病的防治工作，减少儿童呼吸道感染、腹泻等常见病的发生，可有效降低儿童营养不良的发生率。

1.3.1.2　喂养行为与饮食

母乳是6个月以内婴儿的最理想食物。母乳中富含婴儿生长需要的各种营养素，矿物质比例适宜、易于吸收。母乳中还有大量免疫物质，有利于增强婴儿的免疫力，减少婴幼儿湿疹等过敏现象。同时母乳喂养可以使母子关系更加密切，婴儿经常得到母亲的爱抚将有利于他们的生长发育，并且便于母亲及时发现问题和处理等。多项研究均主张通过加强母乳喂养以减少营养不良，尤其是纯母乳喂养。值得注意的是，随着社会竞争压力加大、生活节奏加快，产妇就业压力增大，有时不得不提前结束母乳喂养返回工作岗位，这将对婴儿的营养状况带来不利影响。

饮食行为习惯也与儿童营养状况密切相关。研究显示，营养不良儿童大多存在食欲不好，偏食、挑食及爱吃零食等不良行为习惯。饮食行为习惯不好的儿童可能会出现体重不增、营养素缺乏及认知能力下降等问题。多种因素可能造成这些不良行为习惯的形成，如缺乏正确的喂养知识、家长不良的示范、溺爱等。研究表明，父母和儿童的互动与饮食行为习惯相辅相成，互动不良则可能导致不良饮食行为，而不良饮食行为会进一步恶化父母与儿童的互动。

膳食结构及质量的好坏都会直接影响儿童营养素摄入状况。合理均衡的膳食对儿童营养水平和生长发育均起着重要作用。随着生活水平提高，人们容易忽视粮食和蔬菜的功能，而倾向于选择动物性食品和精细食品。富振英等的研究发现，婴幼儿生长发育中谷类食物起着非常重要的作用，谷类食物对营养不良影响的比值比（OR）的 95%*CI* 在 1.03～1.70 之间。豆制品是优质植物蛋白的重要来源。因此要加强对家长的教育宣传，使其合理搭配膳食，不因过于重视肉、蛋、鱼等动物性食品，而破坏儿童膳食的均衡性。

1.3.1.3　其他

国内有学者的研究显示，性别也是儿童营养不良的影响因素。由于中国人传统观念中“养儿防老”思想的存在，女性常处于劣势地位。特别是在部分农村地区，受重男轻女传统思想的影响，男童的营养及生长发育更容易受到重视，部分女童不易得到足够的关爱，使她们的营养及生长发育在一定程度上受到了影响。富振英、陈春明、郭百明等根据 1992 年中国儿童抽样调查资料，分析了我国 29 个省（自治区、直辖市）农村儿童营养不良的影响因素，结果显示，贵州、陕西、甘肃等部分地区农村 5 岁以下男童发生营养不良的危险性低于女童。盛抗美等学者的研究结果显示，汉族儿童营养不良患病率低于少数民族。王双燕等研究报道，不同民族儿童营养状况患病率有区别，这主要是因为少数民族家庭儿童过早或过晚添加辅食。因此，应该结合各民族的饮食文化，采用多形式、多渠道的健康教育工作减少少数民族儿童营养不良的发生。

1.3.2　家庭因素

家庭是 5 岁以下儿童成长和活动的主要场所。因此，家庭因素与儿童的营养状况及健康水平紧密相关。经济收入、父母职业与文化程度及儿童保健服务可及性对儿童营养产生深远影响。

1.3.2.1　经济收入

儿童所在家庭的经济收入情况是影响儿童生长发育的重要因素之一。研究显示，家庭年人均收入低增加了儿童患营养不良的风险。儿童能否获取充足优质的食物资源，主要取决于家庭成员是否有足够的人力、财力及社会能力获得食物，没有能力获得充足食物的贫困家庭是无法享有食物保障的。而食物资源的缺乏及低劣可能直接导致家庭中儿童营养不良的发生。因此家庭经济收入状况与儿童营养水平息息相关。

Oliveira Assis A M. 对巴西萨尔瓦多市 1740 名儿童进行了调查，结果显示，家庭月收入少于 67 美元、家庭由女性操持是儿童营养不良的主要影响因素。国内研究也显示，“贫困”作为儿童营养不良的危险因素，其归因危险度（AR）超过50%。湖南省2004年对儿童中重度营养不良情况的调查结果显示，人均收入越高，生长迟缓率和低体重率越低。常素英等分析了1992—2005年中国儿童营养状况的变化情况，研究发现，随着农民收入提高，婴幼儿辅助喂养情况改善，农村儿童营养状况也得以日益改善。吕冰等对母亲收入水平与儿童营养状况的关系进行研究，研究将母亲收入分为低、中、高三个档次，这三组的儿童生长迟缓率和低体重率逐渐降低。孙颖对2002—2011年全国31个省（自治区、直辖市）相关数据进行分析，结果表明，收入增加是儿童营养不良发生率降低的重要影响因素。

改革开放以来，农村儿童营养健康水平确实已经得到很大提高，这与国家出台的一系列支农惠农政策促进了农村经济的发展密切相关。但是需要认识到，贫困面貌不是短期就能彻底改变的，应该继续加强对贫困家庭儿童健康状况的重视。同时应注意到，儿童营养不良也会对经济发展产生负面作用。据2001年亚洲发展银行对亚太地区儿童营养不良问题所做的报告，营养不良导致人均生产力的损失达10%～15%。

1.3.2.2 父母职业与文化程度

父母在孩子成长过程中起着非常关键的作用。父母职业与文化程度均影响着儿童的健康水平和营养状况。

父母职业是儿童营养不良的影响因素。父母职业越稳定，其子女患营养不良的风险越低。Hien N N. 的研究显示，母亲职业和儿童营养不良明显相关。叶运莉等的研究表明父亲职业与儿童营养不良有关。钱霞对我国农村部分贫困地区儿童的研究显示，父母职业影响儿童营养不良患病率。父母职业越偏向体力劳动，其儿童营养不良的患病率就越高。父母职业为纯农民的儿童，其营养不良发生危险高于父母为其他职业者。相对于纯农民，父亲职业为公务员、军人警察、城市农民工或农村个体户，其儿童营养问题发生的可能性相对较小。因此，可以根据父母不同职业性质采取针对性措施，从而有效改善其儿童的营养状况。

父母文化程度不同，对儿童营养状况的影响也不同。父母受教育水平高，学习吸收和运用相关营养知识及卫生保健知识多，能优化家庭的饮食习惯，提高儿童保健意识以及改善儿童喂养与护理行为，从而对儿童营养状况产生积极而深远的影响。国内外众多研究表明，父母文化程度越高，其儿童患营养不良的危险越低。Tumwine J K. 的研究发现，父母文化程度低于正常水平是儿童生长迟缓及低体重的危险因素。杜琳对广州城区儿童营养不良的分析显示，父亲文化程度低是儿童营养不良的危险因素。王翠丽对宁夏固原市贫困民族地区母亲受教育水平和儿童健康的关系进行了分析，结果显示，母亲受教育程度高是儿童生长发育的保护因素。弓巧玲的研究也发现，随着母亲教育程度的提高，儿童营养不良患病率下降。在我国贫困地区，受教育程度不高特别是女性受教育程度不高，导致她们对儿童喂养和护理知识掌握有限，从而对儿童膳食结构及保健服务可及性产生不利影响。母亲在儿童喂养行为中占主要地位，应将儿童的母亲作为营养教育的主要对象，以改善儿童的膳食结构和饮食习惯。

1.3.2.3 儿童保健服务可及性

儿童保健服务可及性以及所获得的服务质量都会影响儿童生长发育和营养健康水平。而它们会受到国家卫生政策、地区卫生服务水平、家庭经济收入以及家庭与医疗地点间距离等方面的影响。于冬梅等对 2009 年我国贫困地区 5 岁以下儿童营养不良的影响因素进行了调查，分析显示，家庭住所与医疗点之间距离小于 1000 米是儿童营养状况的保护因素。孙颖等对 2002—2011 年数据的分析结果提示，加强儿童保健管理和农村饮用水改善等卫生干预手段对降低儿童营养不良患病率具有显著作用。这提示我们应该制定相关政策改善儿童健康服务可及性，进一步提高儿童保健服务质量，从而为儿童生长发育创造良好的环境。

1.3.3 社会环境因素

社会环境因素对儿童营养状况的影响是综合性的。资源与文化环境、政策与经济环境等相互作用，有些直接影响儿童的营养状况，如食物与卫生资源、自然环境等，有些通过影响家庭等因素，进而对儿童营养产生作用，如政治经济政策、教育环境等，从而构成一个复杂的影响儿童营养状况的生态系统。随着经济的快速发展，人民生活水平的逐步提高，我国儿童营养状况日渐改善。但是新的问题又出现。WHO 报告中明确指出，随着社会发展、食物供应日渐丰富、自动化电器普及等，儿童超重与肥胖的危险性在不断增加。

1.3.3.1 资源与文化环境

资源，无论是自然资源还是社会资源，均对儿童营养产生深远的影响。自然资源主要包括空气、水、食物等，社会资源主要包括居住环境、卫生服务、信息等。丰富的自然资源能够为儿童提供好的成长条件，优质的水源和清新的空气可以降低消化系统和呼吸系统的疾病发生率，数量充足、多种多样的食物供给能够保证儿童生长发育所需的营养素和能量。优质的社会资源给儿童提供舒适的生活环境、及时有效的卫生保健服务。

儿童生存所处的文化环境会影响其所在家庭的饮食观念、饮食习惯及饮食结构等，从而作用于儿童的膳食及营养状况。魏梅对家长喂养儿童的态度和行为进行了分析，结果显示，家长的态度是理性的，但其饮食安排、进餐过程中的实际行动却与其态度不完全一致。这说明某些喂养行为问题的产生是受根深蒂固的传统观念影响，而不是因为营养健康知识水平不高。甘仰本在对儿童肥胖影响因素的分析中提到，我国留存的老观念——“胖”是福气，造成很多家长忽略了肥胖对儿童健康的影响，认为孩子吃得多、吃得好，胖一点儿才叫长得好，导致儿童超重和肥胖的人数日益增加。

1.3.3.2　政策与经济环境

政策是通过国家立法及政府行政干预，从而解决社会问题，确保社会安全，改善社会环境，增进社会福利的一系列制度、行动准则和规定的总称。具体来说，社会政策一般包括医疗卫生政策、社会保障政策、文化教育政策、人口政策、城市规划与住房政策等。研究显示，儿童营养状况主要受文化教育政策、环境保护政策、医疗卫生政策的影响。

儿童所在社会的经济环境虽然不会直接导致儿童营养不良的发生，但它决定着教育水平和生存条件，影响着儿童医疗保健服务、食物供给的可及性，是影响儿童营养不良的最根本原因。北京大学从中国居民健康和营养调查（China Health and Nutrition Survey，CHNS）1991—2011年的纵向数据中提取2434名5岁以下儿童数据，使用WHO的Igrowup软件计算儿童营养不良患病率，使用多因素非条件Logistic回归分析营养不良与社会决定因素的关联。研究发现，居住地城市化水平低、家庭收入低、母亲教育水平低是导致儿童营养不良的重要因素。

2　5岁以下儿童营养不良工作历程

2.1　背景

随着世界经济的发展和全球化，综合国力竞争日趋激烈，而综合国力竞争归根体现为国民素质的竞争。儿童是祖国的未来、民族的希望，是未来国家建设的基础力量，其健康素质决定着国家未来的综合竞争力。儿童的营养状况是衡量一个国家社会经济发展程度的重要指标。儿童早期的营养与健康状况影响终身素质，改善早期儿童营养状况，提高儿童健康水平，促进儿童健康成长，是我国实现人的全面发展，从人口大国转变为人力资源强国的关键。

儿童营养与健康水平是衡量人群健康状况的敏感指标，是衡量国家综合国力的重要指标，也是社会和国家关注的焦点。虽然5岁以下儿童死亡中，直接由营养不良所致的死亡较少，但营养问题被称为“看不见的”紧急情况，像一座冰山，其致命的威胁大多隐藏在视角之外。营养不良会导致儿童死亡率增加。据WHO估计，1/3的5岁以下儿童死亡与营养不良有关，急性重度营养不良患儿的死亡风险是非营养不良儿童的9倍。据联合国儿童基金会2009年发布的《关于儿童和母亲营养状况的进展跟踪报告》，孕产期和童年期的长期营养不良已经导致发展中国家近两亿名5岁以下儿童发育迟缓，其中90%发生在亚洲和非洲。我国农村地区仍有大约40%的儿童生长迟缓，全国生长迟缓的5岁以下儿童多达约1270万人，仅次于印度，居全世界第二位。

近年来，随着国力的增强及一系列的儿童营养改善措施的出台，相关问题得到了大幅改善。中国卫生统计年鉴数据显示，2012年我国5岁以下儿童死亡率为13.2‰，其中13%与营养不良有关。目前我国还有约4000万儿童在集中连片特殊困难地区。特别是在贫困农村地区，有超过30%的孩子，现在仍然面临营养不良的困境。有关报道指出，中国儿童营养状况存在明显的城乡差异和地区差异，贫困地区的农村儿童营养问题更为突出。《中国居民营养与慢性病状况报告(2015)》的数据表明，6~17岁儿童青少年生长迟缓率，农村是城市的3倍；6岁以下儿童生长迟缓率和低体重率，农村是城市的2~3倍，贫困农村又是一般农村的1.5倍。2010年全国学生体质健康调研报告显示，我国贫困农村地区儿童的身高、体重均落后于城市同龄儿童。

改革开放以来，我国经济社会快速发展，人民生活水平不断提高，食物供应日益丰富，社会保障、教育、卫生等方面加快发展，为儿童营养和健康状况的改善创造了良好条件。儿童生长发育水平不断提高，营养不良状况持续改善。城市儿童的平均生长水平已经达到甚至超过WHO标准，接近西方发达国家同龄儿童的平均水平。与此同时，儿童营养状况的城乡和地区差异显著，营养不良与超重和肥胖并存，农村地区特别是偏远贫困地区儿童营养状况亟待改善。2011年，国务院印发的《中国儿童发展纲要（2011—2020年）》（以下简称《纲要》）提出了多项儿童营养指标，明确了我国儿童营养改善的目标和任务要求。

2.2 现状

2.2.1 儿童营养历程回顾

2.2.1.1 儿童营养改善策略措施

改革开放以来，我国经济快速发展，党和政府更加重视民生，重视完善社会保障制度，加快教育、卫生等各项社会事业改革与发展，为改善儿童营养状况、提高儿童健康水平提供了坚实的基础和保障。

（1）党和政府高度重视是儿童营养改善的重要保障。

1）儿童营养改善的法律保证。

党和政府历来高度重视儿童健康，确立了“儿童优先”原则，签署了联合国《儿童权利公约》，出台了《中华人民共和国母婴保健法》及其实施办法，为改善儿童营养、保护儿童健康提供了法律保障。国务院先后制定了1990—2000年、2001—2010年和2011—2020年的中国儿童发展纲要，都明确提出了改善儿童营养、促进儿童健康的相关目标任务和策略措施。把保护儿童健康、提高出生人口素质列入国民经济与社会发展规划。

2）不断改善中小学生营养状况。

为改善我国中小学生的营养状况，以利于青少年健康成长，我国决定实施以在校中小学生为主的国家“学生饮用奶计划”。农业部、国家发展计划委员会、教育部等七部委于2000年联合推广国家“学生饮用奶计划”。该项国家营养干预计划旨在通过在课间向在校中小学生提供一份优质牛奶，以满足他们的营养需求并培养他们合理的膳食习惯。2001年，国家学生饮用奶计划专家委员会成立，制定学生饮用奶定点生产企业认定办法。2013年，中国奶业协会整体承接推广工作后，传承创新，做好顶层设计，颁布了《国家“学生饮用奶计划”推广管理办法》及学生饮用奶系列团体标准。2019 年启动增加学生饮用奶产品种类试点工作，提出更为适合我国国情的学生饮用奶推广模式，构建更为完善的学生饮用奶推广管理体系。目前该计划在全国 170 多个城市和地区，1 万所中小学校实施，日饮用量达 470 万份。

3）重视农村学生营养状况。

为贯彻落实《国家中长期教育改革和发展规划纲要（2010—2020 年）》，进一步改善农村学生营养状况，提高农村学生健康水平，加快农村教育发展，促进教育公平，经国务院同意，中央财政先后拨款 160 亿元用于解决 2600 万贫困地区学生吃饭经费不足问题，先后利用公益组织的希望厨房、桂馨厨房、春苗厨房、幸福厨房、免费午餐等项目为我国少年儿童健康成长奠定基础。2011—2019 年，中央财政累计安排营养膳食补助资金 1472 亿元。截至 2020 年 9 月 18 日，全国有 29 个省（自治区、直辖市）1762 个县实施了营养改善计划，覆盖农村义务教育阶段学校 14.57 万所，占农村义务教育阶段学校总数的 84.12%；受益学生达 4060.82 万人，占农村义务教育阶段学生总数的 42.4%。2019 年，营养改善计划试点地区男、女生各年龄段平均身高比 2012 年分别提高 1.54cm 和 1.69cm，平均体重分别增加 1.06kg 和 1.18kg，高于全国农村学生平均增长速度。扶贫开发战略改善了贫困地区儿童营养状况。

随着我国扶贫开发战略的深入实施，农村贫困人口大幅减少，收入水平稳步提高，贫困地区基础设施明显改善，社会事业不断进步，最低生活保障制度全面建立，农村居民的温饱问题基本解决。特别是 2011 年，中国政府将贫困标准线提高到年人均纯收入 2300 元，更多低收入人群获得政府扶持，低收入家庭的收入和食物支出提高，有力地保障了低收入家庭的儿童营养改善。

4）持续改善贫困地区儿童营养和健康状况。

为贯彻落实《中国儿童发展纲要（2011—2020 年）》和《中国农村扶贫开发纲要（2011—2020 年）》，改善贫困地区婴幼儿营养和健康状况，提高儿童家长科学喂养知识水平，2014 年，国家卫生计生委和全国妇联继续合作在集中连片特殊困难地区实施贫困地区儿童营养改善项目。该项目为贫困地区 6～24 月龄婴幼儿提供辅食营养补充品，普及婴幼儿科学喂养知识与技能，改善贫困地区儿童营养和健康状况。经过 5 年的持续监测，婴幼儿贫血患病率下降 20%，婴幼儿生长迟缓患病率下降 5%。项目监测评估取得了成效：一是有效评价项目实施效果，为政府扩大营养包覆盖地区和持续应用提供技术支持；二是建立了贫困地区儿童营养状况变迁数据库（15.5 万名婴幼儿信息），动态了解婴幼儿营养状况变迁情况。

（2）经济社会发展是儿童营养改善的坚实基础。

1）家庭收入增加提高了人均食物消费能力。

1990—2010年，我国城镇居民人均可支配收入增加了11.7倍，人均食物消费支出增加了近6倍；农村居民人均纯收入增加了6.6倍，人均食物消费支出增加了4.2倍。家庭在食物方面的消费能力增加，为儿童营养状况的改善提供了坚实的经济基础。

2）膳食结构优化促进了儿童营养的全面和均衡。

随着农业的发展，粮食生产稳定增长，肉、蛋、奶、水产品和水果的生产快速发展。1982—2002年，我国居民膳食结构明显优化，动物性食物摄入增加了1倍多，来源于动物性食物和豆类的优质蛋白质摄入增加了9%，城市居民奶类摄入由每人每天平均不到10毫升增加到65毫升，农村居民奶类摄入小幅增长。食物种类的丰富和膳食质量的提高，促进了儿童营养状况的全面改善。

3）母亲（看护人）教育水平的提高有助于儿童营养状况的改善。

研究表明，儿童看护人的教育水平，尤其是母亲的教育水平，对儿童的健康具有重要影响。我国女性在经济社会中的地位提高和九年制义务教育制度的普及，大大提高了母亲（看护人）的教育水平，增加了她们对营养和健康知识的接受程度，促进了儿童科学喂养和平衡膳食。

（3）医疗卫生事业发展是儿童营养改善的重要支撑。

1）儿童营养法规和规范不断完善。

为改善儿童营养和健康状况，卫生部先后印发了一系列部门规章和技术规范。如发布《婴幼儿喂养策略》和《母乳代用品销售管理办法》，促进母乳喂养；卫生部和教育部联合印发《托儿所幼儿园卫生保健管理办法》及其工作规范，要求托幼机构加强饮食卫生管理，为儿童提供安全、科学、合理的营养膳食，保证膳食平衡；制定《儿童缺铁和缺铁性贫血防治建议》《佝偻病早期综合防治方案》《儿童喂养与营养指导技术规范》《儿童营养性疾病管理技术规范》等系列技术规范，加强儿童营养不良疾病的防治；制定《辅食营养补充品通用标准》（GB/T22570−2008），规范营养补充品的生产；委托中国营养学会发布《中国居民膳食指南》，指导婴幼儿营养和膳食。

2）妇幼保健服务全面提升。

长期以来，各级医疗卫生机构积极开展多种形式的健康教育活动，加强对孕妇合理膳食、营养素补充的指导，避免或减少孕期营养不良对新生儿和儿童生长发育的影响；广泛开展婴幼儿喂养咨询、生长发育监测、营养缺乏及相关疾病防治等服务，提高孕产妇和儿童家长的保健意识和健康素养。特别是2009年深化医药卫生体制改革以来，孕产妇和儿童保健被纳入国家基本公共卫生服务项目，政府向城乡居民免费提供儿童体格检查、生长发育和心理行为发育评估以及母乳喂养、辅食添加、合理膳食指导等服务。

3）儿童营养干预广泛开展。

开展爱婴行动，加强母乳代用品的广告和销售管理，大力宣传、推广母乳喂养，提倡6个月内婴儿纯母乳喂养。宣传婴幼儿科学喂养知识，促进及时合理的辅食添加。试点开展家庭强化多种营养素的辅食干预。2011年，卫生部与全国妇联、中国儿童少年基金会合作在西部贫困地区共同开展“消除婴幼儿贫血行动”。实施预防碘缺乏行动计划，加强碘缺乏病防治知识宣传，提高缺碘地区合格碘盐食用率，大幅降低儿童碘缺乏病发病率。加强国际交流与合作，探索儿童营养干预的有效手段。

4）儿童营养监测不断完善。

一是开展中国居民营养与健康状况调查，目前已开展了4次。从2010年起，将10年一次的调查调整为每5年一个周期的监测，0～6岁儿童是重点目标人群。二是开展专门针对儿童营养和健康的调查与监测，包括中国九市7岁以下儿童体格发育调查、国家食物与营养监测系统5岁以下儿童营养与健康相关指标监测、全国儿童营养与健康监测。中国九市7岁以下儿童体格发育调查从1975年开始，每10年在北京、哈尔滨等九个城市进行一次儿童体格发育调查，目前已进行了4次。国家食物与营养监测系统从1990年开始，监测5岁以下儿童营养与健康相关指标，1990—2010年已开展了8次调查，2010年该系统纳入中国居民营养与健康状况监测。全国儿童营养与健康监测从2011年开始，每年开展儿童生长发育水平和营养状况监测，主要用于评价《中国儿童发展纲要（2011—2020年）》中儿童营养相关指标完成情况。多年来，国家卫生健康委员会不断完善以上儿童营养监测系统，加强儿童营养监测工作，全面掌握了儿童营养状况及变化趋势，为制定儿童卫生相关政策和干预措施提供依据。

2.2.1.2 儿童营养状况改善

（1）儿童生长发育水平不断提高。

儿童营养状况通常用生长发育和营养不良状况等指标综合反映。其中，反映生长发育水平最主要的指标包括身高（长）和体重。营养不良包括蛋白质-能量营养不良和微量营养素缺乏。蛋白质-能量营养不良通常用低体重、消瘦和生长迟缓反映。低体重和消瘦反映儿童急性营养缺乏，生长迟缓反映儿童长期慢性营养缺乏。常见的微量营养素缺乏包括铁、维生素A、维生素D、碘等的缺乏。

1）身高（长）持续增长。

1990—2010年，城乡不同年龄组的儿童身高均有增长，并且增幅随年龄增长逐渐增大，农村儿童的身高增幅大于城市，城乡儿童生长差异正在逐渐缩小。如城市4～5岁男、女童平均身高分别增长4.5cm和4.4cm，农村分别增长5.2cm和5.8cm（图2－1和图2－2）。

2）体重合理增长。

1990—2010 年，城乡不同年龄组的儿童体重均有增加，并且增幅随年龄增长逐渐增大，城市儿童的体重增幅大于农村。如城市 4~5 岁男、女童平均体重分别增加 2.6kg 和 2.1kg，农村男、女童均增加 1.8kg（图 2—1 和图 2—2）。

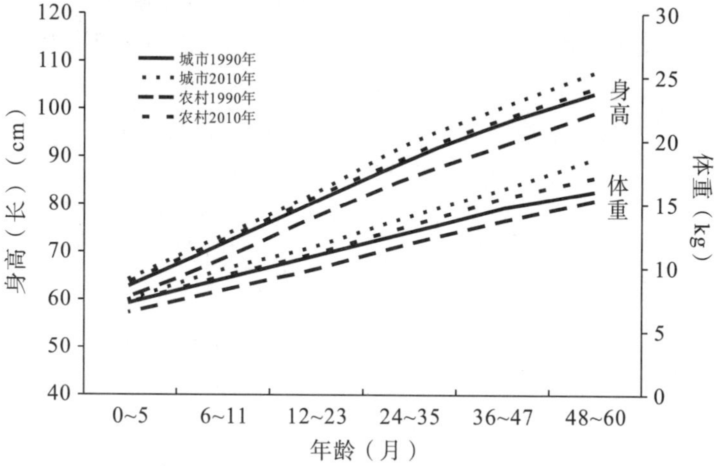

图 2—1　1990 年和 2010 年中国城市和农村 5 岁以下男童身高（长）/体重比较

数据来源：国家食物与营养监测系统。

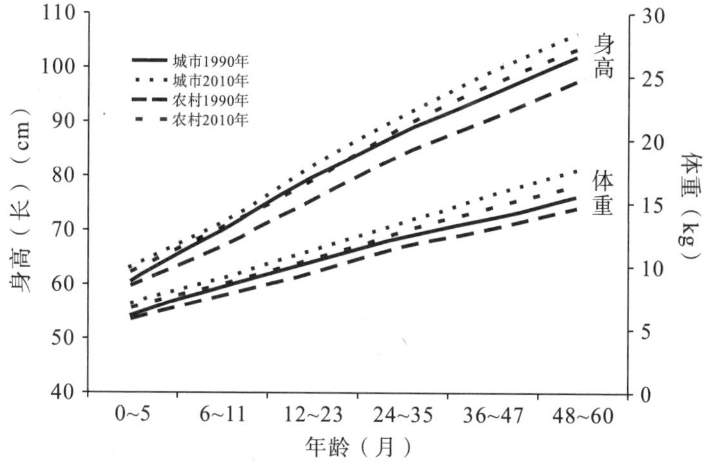

图 2—2　1990 年和 2010 年中国城市和农村 5 岁以下女童身高（长）/体重比较

数据来源：国家食物与营养监测系统。

卫生部组织的 2005 年中国九市 7 岁以下儿童体格发育调查结果也显示同样的身高、体重增长变化趋势。

近 20 年来，我国城乡儿童生长发育处于快速增长期。目前，城市儿童的平均生长发育水平已经达到甚至超过 WHO 推荐的儿童生长标准，接近西方发达国家同龄儿童的平均水平。但农村儿童仍有一定差距，其生长发育水平还有较大升高潜力。

（2）儿童营养不良状况持续减少。

1）5 岁以下儿童蛋白质-能量营养不良患病率明显下降。

2010 年，我国 5 岁以下儿童低体重率为 3.6%，比 1990 年下降了 74%（图 2-3），已提前实现联合国千年发展目标 1；生长迟缓率为 9.9%，比 1990 年下降了 70%（图 2-4）；消瘦率为 2.3%，长期保持在较低水平。

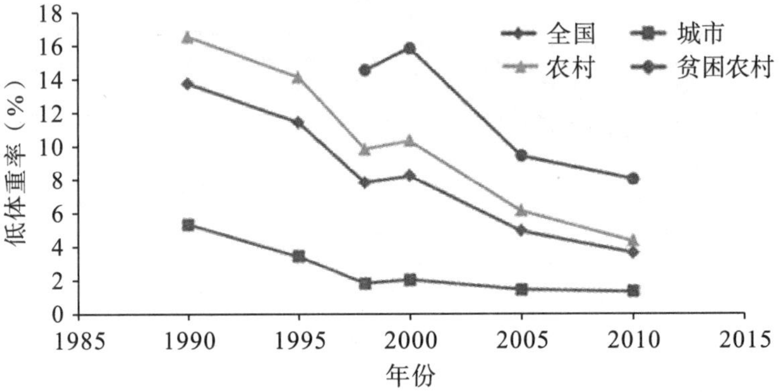

图 2-3　1990—2010 年中国 5 岁以下儿童低体重率变化趋势

数据来源：国家食物与营养监测系统。

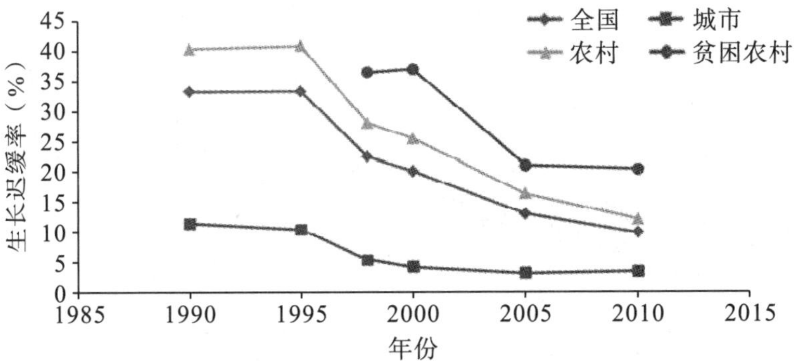

图 2-4　1990—2010 年中国 5 岁以下儿童生长迟缓率变化趋势

数据来源：国家食物与营养监测系统。

贫困地区农村儿童的低体重率和生长迟缓率从 2000 年开始降低，2010 年全国贫困地区农村儿童低体重率、生长迟缓率分别为 8.0%和 20.3%，比 1998 年分别下降了 45%和 44%。

联合国儿童基金会发布的《2012 年世界儿童状况报告》显示，中国 5 岁以下儿童的低体重率和生长迟缓率低于多数发展中国家，明显低于东南亚国家，在金砖国家中处于中等水平，与美国等发达国家的差距逐渐缩小（表2—1）。

表2—1　2006—2010年部分国家5岁以下儿童营养不良状况

国家		低体重率（%）	生长迟缓率（%）
金砖国家	中　国	4	10
	巴　西	2	7
	印　度	43	48
	俄罗斯	—	—
	南　非	9	24
其他国家	美　国	1	3
	土耳其	2	12
	墨西哥	3	16
	泰　国	7	16
	越　南	20	31

注：来源于《2012年世界儿童状况报告》，其中中国为2010年数据。

2）微量营养素缺乏有所改善。

贫血，尤其是缺铁性贫血是我国儿童最常见的营养缺乏性疾病。1992—2005年，我国5岁以下儿童贫血患病率无明显下降，徘徊在12%～23%之间。2005年开始持续下降，从19.3%下降到2010年的12.6%。其中，城市由11.3%下降到10.3%，下降了9%；农村由21.9%下降到13.3%，下降了39%（图2—5）。

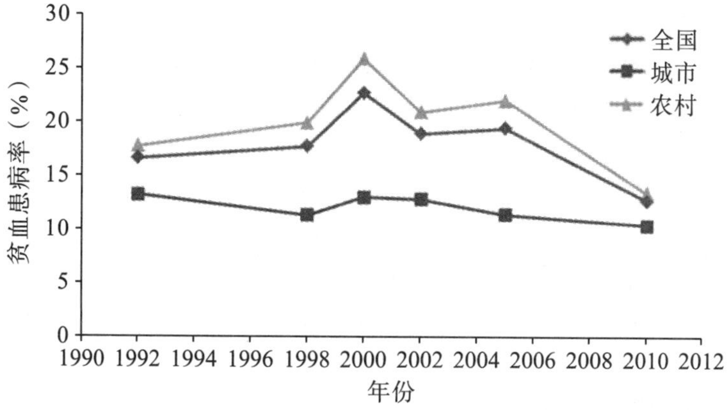

图2—5　1990—2010年中国5岁以下儿童贫血患病率变化趋势

数据来源：国家食物与营养监测系统和中国居民营养与健康状况调查。

1995年我国全面实施食盐加碘，2011年合格碘盐食用率已达95%，在全国水平上实现消除碘缺乏病的目标。1982—2006年，5岁以下儿童维生素A缺乏率为10%左右。临床上维生素D缺乏性佝偻病已不多见。

(3) 儿童营养改善显著提高了儿童生存质量和健康水平。

据WHO报告，全球5岁以下儿童死亡归因于营养不良的比例达35%。我国5岁以下儿童死亡归因于营养不良的比例，2000年为22%，2010年降至约13%。儿童营养状况的改善促进了5岁以下儿童死亡率的下降，2010年全国5岁以下儿童死亡率为16.4‰，比1990年下降了73%，提前实现了联合国千年发展目标4。2009—2011年，青海省实施的早期儿童营养干预项目结果表明，干预后儿童两周腹泻和发烧发生率明显降低，各年龄段儿童疾病发生率降低幅度在50%~80%之间。

2.2.1.3 面临的困难与挑战

(1) 儿童营养状况存在显著的城乡和地区差异。

1990—2010年，我国5岁以下儿童营养状况城乡差异一直较明显，农村地区儿童低体重率和生长迟缓率为城市地区的3~4倍，而贫困地区农村为一般农村的2倍，2010年贫困地区尚有20%的5岁以下儿童生长迟缓。2006年卫生部调查显示，中、西部地区儿童低体重率和生长迟缓率约为东部地区的2~3倍。

(2) 农村地区儿童营养改善具有脆弱性。

农村地区特别是贫困地区农村，儿童营养状况容易受到经济条件和突发事件的影响。如2008—2009年全球金融危机期间，贫困地区农村12月龄以下婴儿生长迟缓率上升了近一倍。汶川地震使儿童营养状况受到严重影响，灾后3个月，四川省阿坝州的北川县和理县2岁以内儿童贫血患病率分别为49.6%和78.8%。

(3) 2岁以下儿童贫血问题突出。

2000—2009年，6~24月龄儿童贫血患病率最高，2~3岁儿童贫血患病率是一个平台期，3岁以后逐渐降低。2010年，6~12月龄农村儿童贫血患病率高达28.2%，13~24月龄儿童贫血患病率为20.5%。

(4) 流动、留守儿童营养状况亟待改善。

2010年，我国流动人口达2.21亿人，由此带来的留守在农村的5岁以下儿童数量超过了1500万，还有大量跟随父母的流动儿童。2009年，农村留守儿童的生长迟缓率和低体重率均显著高于非留守儿童，约为非留守儿童的1.5倍。多个城市的流动儿童贫血患病率明显高于城区儿童，体格发育状况明显落后于城区儿童。

(5) 超重和肥胖问题逐步显现。

2005年，城市和农村5岁以下儿童超重和肥胖发生率分别为5.3%和3.9%。2010年，城市和农村分别升高到8.5%和6.5%。不仅城市地区儿童超重和肥胖问题日益突出，农村地区该问题也逐渐显现。

2.2.2　儿童营养研究情况及不足

2.2.2.1　数据与类型

通过文献检索与查阅研究报道，目前我国关于儿童营养研究的数据主要有以下来源：

（1）中国居民营养与健康状况调查。

该调查由我国公安部、卫生部、科学技术部、国家统计局联合组织实施，分别于1959年、1982年、1992年、2002年在全国开展营养调查。该项调查按经济发展水平将全国各城市划分为六大地区：大城市、中小城市、一类农村、二类农村、三类农村及四类农村。采用多阶段分层整群随机抽样进行调查。调查包括询问调查、医学体检、实验室检测和膳食调查。从2010年起，将10年一次的调查调整为每5年一个周期的监测，0～6岁儿童是重点目标人群。

（2）由卫生部组织实施的专门针对全国儿童营养和健康的调查与监测，包括中国九市7岁以下儿童体格发育调查、国家食物与营养监测系统5岁以下儿童营养与健康相关指标监测、全国儿童营养与健康监测。

（3）由各地卫生行政部门、科研院所或大专院校、专业机构（如妇幼保健机构、疾病预防控制中心等）针对特定时期、特定地区及人群开展的儿童营养流行病学调查，如云南15种特有少数民族儿童营养不良和肥胖的调查研究、甘肃贫困地区0～5岁儿童营养状况及影响因素调查、西部贫困农村5岁以下儿童营养不良状况调查、北京市朝阳区5岁以下流动儿童营养与健康状况调查、梅州市5岁以下儿童健康状况调查等。

2.2.2.2　既往研究的不足

尽管由国家相关部委牵头建立的中国居民营养与健康状况调查、中国九市7岁以下儿童体格发育调查、国家食物与营养监测系统对儿童营养健康情况进行了调查和监测，但这些对儿童营养状况的监测是非连续性的，一般间隔2～5年进行一次抽样调查，而0～6岁儿童的营养状况变化较快，致使这些监测不能及时反映儿童的营养和健康状况。

既往关于儿童营养状况及其影响因素的研究多为通过收集个体病例的流行病学调查。但是这类针对个体病例的病例对照研究主要针对个体水平的危险因素，仅关注个体病例，存在局限性，应注意到疾病的发生发展以及转归等离不开所处的生态学环境。研究显示，不同国家和地区5岁以下儿童营养与健康水平呈现一定的空间变异性，这提示不同区域的生态学影响因素对儿童的营养与健康水平的影响是不同的（如社会经济文化、医疗卫生服务、气候环境等）。但是个体水平上的病例对照研究难以分析这些群体水平影响因素的作用，因此需要采用生态学研究方法。

四川省儿童营养不良及影响因素研究不足，缺乏反映全省儿童营养不良流行病学分布特征的有效数据来源。2013 年以前由四川省卫生厅组织收集和对外公布的、反映四川省儿童营养不良的指标为 5 岁以下儿童中重度营养不良患病率（身高别体重）。该指标来源于在全省范围内开展的“妇幼卫生年报”工作，存在以下缺陷：一是缺乏 5 岁以下儿童生长迟缓率及低体重率这两项“两纲”重要监测指标；二是仅收集了患儿发病数，未对患儿特征及对照情况进行收集；三是由于该项工作在全省全人群全覆盖，缺乏充足的工作资金配套，监测体系网底薄弱等，数据质量欠佳。

缺乏以健康行为理论为指导的全省儿童营养不良影响因素及干预模式的系统研究。一是根据文献检索，仅有针对部分地区部分人群的相关研究，如左清华进行的马尔康城区 0～6 岁儿童体格发育和营养不良现状分析，李华等进行的成都青白江区 1～36 个月婴幼儿饮食行为及家庭喂养状况的调查分析，于文涛等进行的彭州市地震灾后婴幼儿童营养健康状况调查分析，邹奕等对攀枝花市 1604 例儿童的营养不良情况进行回顾性分析的研究等，缺乏全省层面的流行病学研究。二是儿童营养不良的影响因素众多，除了个体因素，环境因素也非常重要。然而四川省既往的研究多为个体水平上的研究，在群体水平上进行营养不良影响因素的研究却少有报道，缺乏系统的研究环境因素对儿童营养不良发生的直接或间接影响的生态学研究。

2.3　目的和意义

2.3.1　目的

在四川省 5 岁以下儿童营养不良流行病学现况调查的基础上，描述四川省儿童营养不良的流行病学分布特征，查找主要的营养不良发病类型，分析其个体和群体水平的主要影响因素，从而进一步在生态系统理论的指导下，提出多系统、多层次、多维度的综合干预模式，为政府及卫生行政决策提供参考和指导依据。

2.3.2　意义

儿童是国家的未来，是人类社会可持续发展的宝贵资源。改善儿童营养状况，提高儿童健康水平，是实现人的全面发展，把我国从人口大国建设为人力资源强国的基础。四川省是西部人口大省，省内各地区在地理、经济、文化等方面有着很大差异。《四川儿童发展纲要（2011—2020 年）》对 5 岁以下儿童营养的要求是“5岁以下儿童生长迟缓率控制在7%以下，低体重率控制在5%以下”。为了确保该纲要目标的实现，有必要针对四川省5岁以下儿童营养不良的发生情况、流行病学特征以及主要的影响因素和干预模式进行深入研究。

本研究选择四川省5岁以下儿童营养不良情况开展研究，期望通过理论研究和调查研究相结合、个体水平研究和群体水平研究相结合，采用生态学理论为指导，探讨儿童营养不良影响因素及干预模式的生态学模型，提出改善儿童营养健康状况的政策建议。因此，本研究工作具有明显的学术意义和社会意义。

2.4　内容

（1）通过文献研究法、专家咨询法、专题讨论法，了解目前健康行为理论的应用现状与局限，加深对理论内涵和应用的认识，形成可用于指导本次研究的理论框架。

（2）掌握四川省5岁以下儿童营养健康状况的流行病学现状，为四川省乃至全国儿童保健工作提供科学依据。

（3）探讨5岁以下儿童营养不良个体水平影响因素，为制定营养不良的预防干预措施及政府卫生决策提供科学依据。

（4）探讨5岁以下儿童营养不良群体水平影响因素，通过构建各生态影响因素与5岁以下儿童营养不良水平间的复杂生态学路径关系，探寻自然、社会及人文环境对儿童营养的直接与间接影响，为儿童营养不良的干预与控制提供生态学研究线索。

（5）结合前述5岁以下儿童营养不良个体水平和群体水平影响因素分析结果，采用生态系统理论为指导，分析儿童营养不良的生态系统环境，提出综合干预模式。

2.5　技术路线

根据研究目的，结合研究方法，笔者提出具体技术路线，见图2−6。

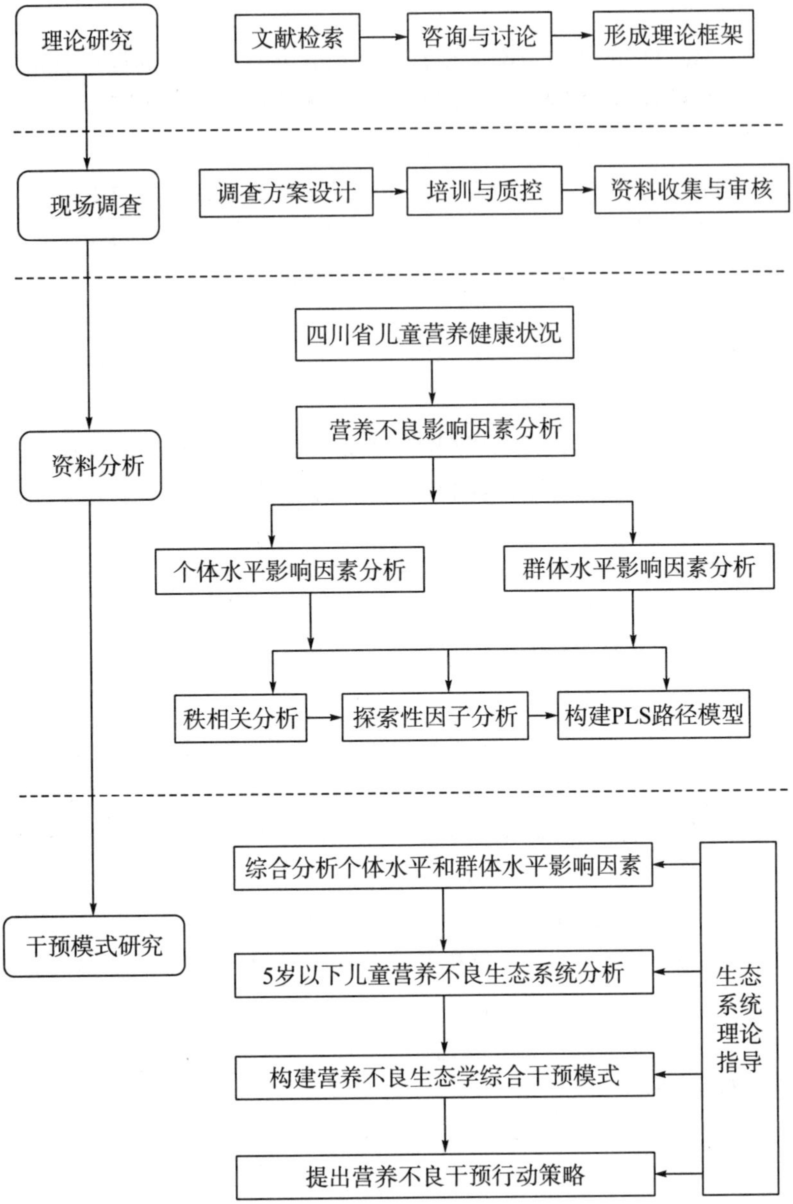
理论研究
文献检索
咨询与讨论
形成理论框架
现场调查
调查方案设计
培训与质控
资料收集与审核
四川省儿童营养健康状况
营养不良影响因素分析
资料分析
个体水平影响因素分析
群体水平影响因素分析
秩相关分析
探索性因子分析
构建PLS路径模型
综合分析个体水平和群体水平影响因素
干预模式研究
5岁以下儿童营养不良生态系统分析
构建营养不良生态学综合干预模式
提出营养不良干预行动策略
生态系统理论指导

图 2－6　**技术路线**

3 健康促进理论研究

健康是人类生命存在的正常状态，是经济发展、社会进步、民族兴旺的保证。实现“人人享有卫生保健”是全人类共同的理想和目标。《中华人民共和国宪法》明确规定，维护全体公民的健康，提高各族人民的健康水平，是社会主义建设的重要任务之一。健康教育（Health Education）是通过信息传播和行为干预，帮助个人和群体掌握卫生保健知识，树立健康观念，自愿采纳有利于健康行为和生活方式的教育活动与过程。它重点研究知识传播和行为改变的理论、规律和方法，以及社区教育的组织、规划和评价的理论与实践。健康教育的主要目的是改变人们的不健康行为，培养和巩固有益于健康的行为和生活方式。健康教育的性质、目的和任务使行为科学成为健康教育的主要基础科学，并由此产生健康行为学。

随着区域性和全球性健康促进战略的制定和实施，健康行为及健康行为改变理论越发受到公共卫生学、社会学、心理学等多学科研究人员的重视。通过各国专家学者的探索和研究，健康行为改变理论发展极为迅速，学者已经提出众多相关理论并广泛应用在各个领域。尽管国内外学者普遍认为，从心理学角度上构建起来的健康行为改变理论对于健康行为的预测、预防以及干预起到了非常重要的作用，以理论为基础的行为干预效果更为明显，但目前我国对健康行为的研究、干预仍停留在流行病学分析阶段，缺乏从心理学角度开展以理论为指导的健康相关行为预防和干预活动。同时，我国在妇幼卫生、儿童营养卫生领域以健康行为理论为指导的健康教育及干预活动并不多，由此使预防干预的效果不尽如人意。

3.1 目的

对现有的行为科学和健康行为学的主要概念和理论进行回顾和梳理，从中选择出本研究适用的理论，同时结合本研究的具体情况和内容进行讨论和修订，从而形成指导 5 岁以下儿童营养不良影响因素和干预模式的理论框架。

3.2 方法

文献研究法：检索和查阅相关期刊、专业书籍、研究论文等文献资料，筛选整理国内外健康相关行为主要理论，了解目前这些理论的应用现状与局限性。

专家咨询法：咨询健康教育领域专家，听取他们对主要健康行为理论的评价和实践经验，加深对理论内涵和应用的认识。

专题讨论法：根据本研究目的和内容，制订专题讨论计划和大纲，组织研究人员对相关理论进行讨论，从而产生可用于指导本次研究的理论框架。

3.3 结果

3.3.1 健康行为科学理论体系简述

3.3.1.1 行为科学基本理论

行为科学（Behaviour Sciences）产生于20世纪初，是运用自然科学的实验和观察方法，研究自然和社会环境中人的行为以及低级动物行为的科学。它综合运用政治学、经济学、人类学、社会学、心理学、语言学等知识，集中研究人们的普遍行为规律，从而协调组织内部人际关系，以满足人们的合理需要，激励人们的工作热情和创新精神，以达到提高工作效率的目的。行为科学的产生是生产力和社会矛盾发展到一定阶段的必然结果，也是管理思想发展的必然结果。行为科学的产生既有其政治背景，也有其经济背景和文化背景。

（1）行为科学简述。

行为科学是一门横跨社会科学和自然科学的综合性、边缘性及应用性很强的学科。综合性是指综合运用政治学、经济学、人类学、社会学、心理学等学科的成果，全面研究人的行为规律，以调动人们的积极性和创造性，从而有效完成目标。边缘性是指其知识体系是在自然科学和社会科学的结合中成长起来的，是对人在自然与社会环境下的行为进行研究的科学。应用性是指应用人类学、社会学等多学科知识研究人类行为的综合程度很高。

（2）行为科学发展历程。

1）行为科学的前科学阶段：医学和心理学。

2）行为科学的形成阶段：霍桑实验（1924—1932年）。

3）行为科学的发展阶段：生物学、心理学、医学、经济学、社会学、人类学、管理学等多学科的共同参与及合作，包括应用于企业管理的组织行为学应用于思想政治教育等领域。

4）现代行为科学阶段：人们常常用两条标准衡量一门科学是否为行为科学。①这门科学是否将行为作为其研究对象；②这门科学是否采用科学的方法收集素材和进行研究。

（3）行为科学研究内容及主要理论。

1）个体行为理论。

个体行为是指个体对当前情境及其他先行原因做出的反应。它是所有人类行为的基础行为。个体行为是行为科学分析研究企业组织中人们行为的基本单元。在个体行为这个层次，行为科学主要是用心理学的理论和方法研究两大类问题：一类是影响个体行为的各种心理因素，另一类是关于个性的人性假说。支配个体行为的理论主要有需要层次理论、双因素理论、成就需要理论、期望理论、强化理论等。

需要层次理论：人类的需要像阶梯一样从低到高按层次分为五种，分别是生理需要、安全需要、社交需要、尊重需要和自我实现需要。需要层次理论有两个基本出发点：一是人人都有需要，某层需要满足后，另一层需要才出现；二是在多种需要未满足前，首先满足迫切需要，该需要满足后，后面的需要才显示出其激励作用。

双因素理论（Herzberg）：激发动机的因素分为保健因素和激励因素。保健因素是指没有会引起不满意，有也不会产生巨大激励的因素。激励因素是指没有不会产生不满意，有会产生巨大激励和满足感的因素。

成就需要理论：个体有三大类社会性需要。①权力需要：影响或控制他人且不受他人控制的需要。②归属需要：建立友好亲密的人际关系的需要，即寻求被他人喜爱和接纳的一种愿望。③成就需要：争取成功，希望做到最好的需要。

期望理论：是一种过程激励理论，主张以“外在的目标”进行激励，着重研究从产生动机到采取行动的心理过程。该理论提出，人之所以能够从事某项工作并达成组织目标，是因为这些工作和组织目标会帮助他们达成自己的目标，满足自己某方面的需要。

强化理论：该理论重点在于行为改造。人们的行为取决于由此行为产生的后果。因此，如果想对人们的行为产生影响，即为了改造某种不理想行为，可以通过控制行为的后果来对当事人的行为进行强化（包括正强化、负强化及衰减三种）。

2）群体理论。

群体行为在组织行为学中是一个重要的问题，它主要探讨群体是一种非正式组织、群体的特征、群体的内聚力等。群体是由两个或两个以上的个体组成的结合体，包括正式群体和非正式群体。群体理论（Group Theory）是指社会科学中探索和解释群体过程或群体动态及相关问题的理论。群体是根据一定的特征

（阶级、民族属性、共同活动的情况、人际关系的发展水平、组织特点等）而从社会整体中区分出来的人群共同体。支配群体行为的理论主要有群体分类理论（人和人之间的关系）、群体冲突理论（人和人之间发生冲突的原因及解决方法）及群体竞争理论等。

群体分类理论：关于群体如何构成和其性质的理论。它认为群体可分为正式和非正式群体，也可以分为任务型群体、利益型群体、命令型群体和友谊型群体等。

群体冲突理论：该理论重点研究群体内部（包括同一群体中个体与群体间、个体与个体间）和群体间发生冲突的原因和解决的办法。

群体竞争理论：该理论主要研究群体间的竞争及其对群体影响。

3）组织行为理论。

行为科学家认为，一个人的一生大部分时间是在组织环境中度过的。人们在组织中的行为即称为组织行为，它建立在个体行为和群体行为的基础上。科学家通过研究人的本性和需要、行为动机及在生产组织中人与人之间的关系，总结出人类在生产中的行为规律。支配组织行为的理论主要有领导效能理论。

领导的定义：领导的本质是影响力，即对组织、群体或一些个人行为及观念施加影响。

领导者影响力的来源：一是职位权力，领导者在组织中所拥有的权力由上级及组织赋予，包括奖赏权、惩罚权、合法权。二是个人权力，这种权力是由自身的某些特殊条件带来的，对人的影响是发自内心的、长远的，包括模范权和专长权。

领导品质理论研究领导者个人的品质（特性）对领导效能的影响。它通过对各种不同领导者的调查研究，总结出领导者具备的不同品质条件。

领导行为理论研究领导者行为与工作群体绩效间的关系及不同领导行为对职工的影响。它包括领导方格理论、领导系统理论。

权变理论（情景理论）是 20 世纪 70 年代形成的一种有关组织组织行为的理论。它认为没有一种领导方式能够放之四海而皆准，领导者应该根据不同情况采用适合的领导方式。它包括菲德勒的权变理论、领导生命周期理论。

3.3.1.2 健康行为基础理论

（1）定义。

健康行为（Health Behaviour）是指人体在身体、心理和社会各方面都处于良好状态时的行为表现。个体为了预防疾病和保持健康会改变健康危险行为（如酗酒、吸烟和不良饮食等）、采取积极的健康行为（如定期体检和经常锻炼等）以及遵医行为。健康行为具有明显的理想色彩，现实生活中像这样行为十全十美的人几乎没有，人们只能去接近它。况且，随着时空的变化，人在新环境中会不断产生新的心理冲突及社会适应问题，健康行为的内涵也在发展变化。因此在实践中健康行为学的健康相关行为才是重点。

依据1978年WHO《阿拉木图宣言》中的健康概念，健康应包含四个层次：①生理健康；②心理健康；③道德健康；④社会适应健康。健康行为亦应基于上述四方面界定。健康相关行为是指个体或团体的与健康和疾病有关的行为，一般可分为促进健康的行为及危害健康的行为。健康教育的目的就是帮助人们形成有益于健康的行为和生活方式，进而通过健康相关行为的改变来预防疾病和增进健康，提高生活质量。

国外研究发现，如果人们能够合理地改善影响健康的危险行为，每年全球将有240万的癌症患者可免于死亡，这占到每年癌症死亡比例的35%。国内研究发现，吸烟和饮酒、肥胖、性病与艾滋病等危害人民健康的问题日益突出。例如我国现有烟民3亿余人，每年约有75万人死于吸烟导致的疾病。同时我国成人超重和肥胖人数分别为2亿、6000多万人。健康行为改变理论可以有效地解释、预测个体健康相关行为的发生及改变。通过国内外专家学者的探索和扩展，健康行为改变理论蓬勃发展，众多相关理论已被提出并广泛应用于各个领域。

（2）主要理论。

理论是指一系列概念、定义及命题的有机结合，它通过确定变量间的关系表达对情形或事物的系统见解，用以解释、预测情形或事物。健康行为改变理论主要包括应用于个体水平的理论、应用于人际水平的理论以及应用于人群和社区水平的理论。

1）应用于个体水平的理论。

应用于个体水平的理论主要针对个体在行为改变中的心理活动来解释和预测健康相关行为，从而指导健康教育干预活动。

a. 知信行模式（KABP/KAP Model），是改变人类健康相关行为的模式之一，也是一种行为干预理论，它将人们行为的改变分为获取知识、产生信念及形成行为三个连续过程，即知识—信念—行为。知（知识和学习）是基础，信（信念和态度）是动力，行（促进健康行为）是目标。卫生保健信息和知识是建立积极和正确的信念与态度，从而改变健康相关行为的基础。而信念与态度是行为改变的动力。只有当人们掌握了有关的健康知识，建立积极和正确的信念与态度，才可能主动地形成有益健康的行为，改善危害健康的行为。该模式假定传播健康信息给对象，能够改变其信念和态度，从而改变其行为（行动受信念和态度支配）。其局限性在于缺少对对象需求或需要、行为条件及行为场景的考虑，在实际工作中难以指导对象行为，未能对其影响因素进行深入分析。以吸烟有害健康为例，健康教育工作者通过多种方法和途径把吸烟有害健康、吸烟引发的疾病以及与吸烟有关的死亡数字等知识传授给群众；群众接受知识，通过思考，加强了保护自己和他人健康的责任，形成信念，在信念支配下，逐步建立起不吸烟的健康行为模式。

知信行模式见图 3－1。

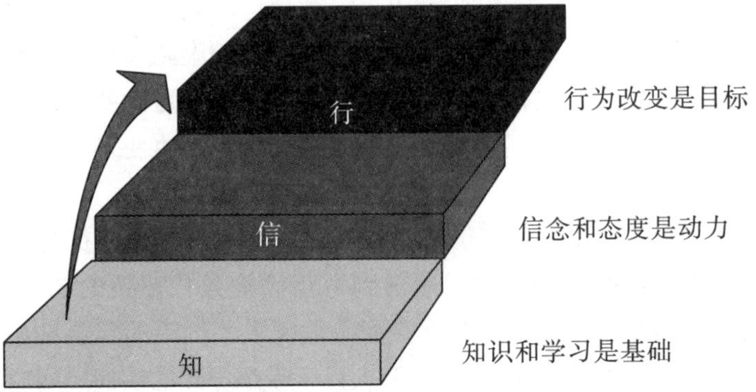

图 3－1　**知信行模式**

b. 健康信念模式（Health Belief Model，HBM），建立在需要和动机理论、认知理论和价值期望理论的基础上，关注人对健康的态度和信念，重视影响信念的内外因素，是用社会心理学方法解释健康相关行为的理论模式。它以心理学为基础，综合刺激理论和认知理论而成，诞生于 20 世纪 50 年代，由 Rosenstock 提出并由 Maiman 和 Becker 加以修订。该模式认为可导致健康相关行为改变的心理活动涉及以下几个因素：知觉到危害性（Severity）、知觉到易感性（Susceptibility）、知觉到效益（行为效果期望）（Benefits）、知觉到障碍（Barriers）、知觉到自我效能。它被用于探索各种长期和短期健康行为问题，包括性危险行为与 HIV/AIDS 的传播。个体知觉到行为改变可能带来的身体、心理、经济方面的不良影响。如果知觉到行为改变好处大于坏处（或障碍），行为改变成为可能，否则个体可能依旧维持原有的危害健康行为。该模式被广泛应用于各种短期和长期健康危险行为的预测及改变上，如不良饮食、吸烟行为的预防干预等。近几十年来，健康信念模式已被广泛应用于健康教育、健康保护和促进领域，研究人群涉及正常人、慢性病患者等，国外研究者应用健康信念模式在乳腺癌早期筛查、提高老年高血压患者依从性、预防及减少脑卒中危险、医务人员的个人防护、远程医疗及医院管理等方面取得了一系列研究成果。

健康信念模式见图 3－2。

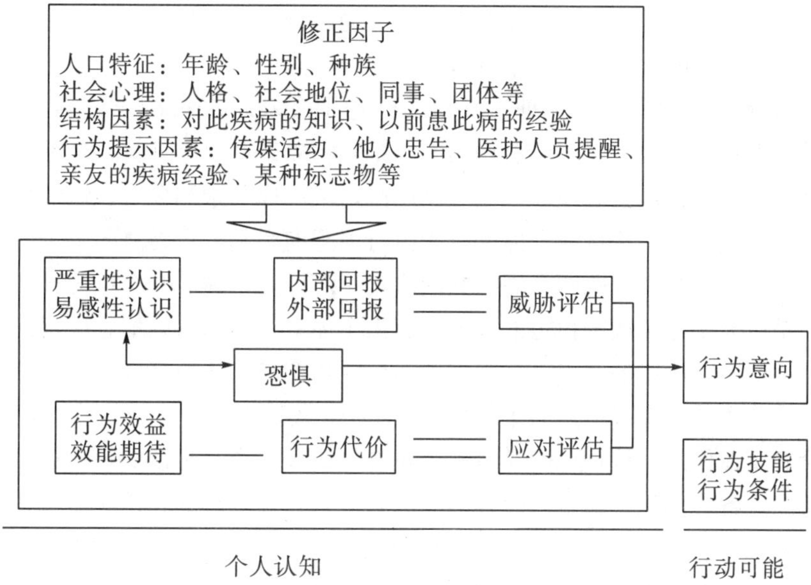

图 3—2 健康信念模式

c. 行为改变阶段模式（Stages of Change Model，SCM），是美国心理学教授普罗察斯卡（Prochaska）在 1984 年提出的。它着眼于行为变化过程及对象需求，理论基础是社会心理学。该模式将变化解释为一个连续的、动态的、由五个步骤逐渐推进的过程。该模式注重个体内在因素，认为人们转变负向行为或者采取正向行为实质上是一个决策过程，这一过程包含十个认知和行为步骤。

行为改变阶段模式的五个阶段：①无转变打算阶段（Precontemplation），在这一阶段，研究对象没有在未来（半年内）改变自己行为的考虑或意欲坚持。其可能尚未意识到自己行为存在的问题，或者曾经做过改变，但因为失败而觉得没有能力改变。②打算转变阶段（Contemplation），在该阶段，研究对象计划在未来（半年内）采取行动转变健康危害行为。其已经认识到自己行为的问题，但同时也觉得会有困难与阻碍，处于矛盾状态，常常停留在这一阶段不再继续前进。③转变准备阶段（Preparation），进入这一阶段的研究对象会在一个月内承诺做出改变，并且开始有所行动。④转变行为阶段（Action），在这一阶段，过去半年的目标行为已经有所改变。但研究对象的改变必须符合专家或科学家的判断，已经达到足以降低风险的程度。⑤行为维持阶段（Mainenance），此阶段的研究对象已经维持新行为状态长达半年以上，已经达到预期目标。

行为改变阶段模式的一个决策过程（十个心理活动）：①认知层面（6 个），提高认识、情感唤起、自我再评价、环境再评价、自我解放、社会解放；②行为层面（4 个），反思习惯、强化管理、控制刺激、求助关系。

行为改变阶段模式的局限性在于对环境的影响考虑不足，对行为变化进行描述性而非原因性的解释，实践中难以明确划分各阶段。

d. 理性行为和计划行为理论（Theory of Reasoned Action，TRA），由美国著名学者 Fishbein 于 1967 年首次提出，该理论源于社会心理学，常用于分析和预测个人行为，在社会心理学领域应用广泛，可以成功预测多个领域的行为和行为意向。理性行为理论认为个体的行为由行为意向引起，行为意向由个体对行为的态度和行为的主观规范两个因素共同决定。态度是个体对一个行为喜欢与否的评价，是后天学习形成的稳定的倾向，它由个体对行为结果的信念决定。信念是个体对某些事物所持的观点。主观规范由标注信念和个体遵守标准信念的动机决定。标准信念是参考群体认为个体应该/不应该做某个行为。行为会对信念和标准信念起反馈作用。该理论隐含着一个重要的假设：人是理性的，在做出某个行为前会综合各种信息考虑自身行为的意义和后果。计划行为理论认为，行为是行为意向和感知行为控制共同引起的。行为意向由态度、主观规范和感知行为控制共同决定。态度、主观规范和感知行为控制三者相互影响。感知行为控制是个体感知完成行为的难易程度，即个体感知到的完成行为所需要的资源和机会的多少。感知行为控制在计划行为理论中非常重要，它不仅影响到行为意向，还与行为意向共同预测个体的行为。计划行为理论主要用于解释个体在无法完全控制自己行为的情况下的态度、行动意向和行为。

理性行为和计划行为理论见图 3－3。

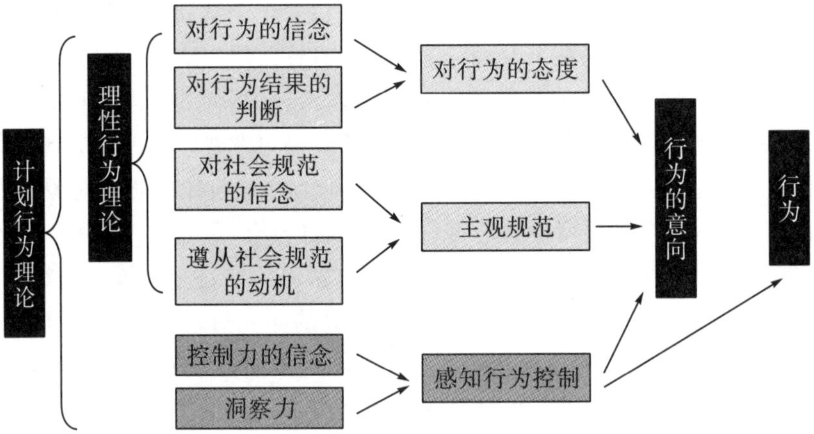

图 3－3 理性行为和计划行为理论

理性行为和计划行为理论认为个体的行为在某种程度上可以由行为意向合理地推断，而个体的行为意向又是由对行为的态度和主观规范决定的。它把个人动机因素作为某种行为的决定因素，是目前指导健康教育实践的重要理论。理性行为和计划行为理论建立了动机、态度、信仰、主观规范及行为意向等各种因素与行为间的联系框架。它充分地说明了动机和信息对行为的影响，认为个体倾向于按照能够使自己获得有利的结果并且也能够符合他人期望的方式来行为。国外研究者以理性行为和计划行为理论为框架进行了系列研究，如中学生吸烟行为意向、社区人群参与 HIV 疫苗研究的效果、17 岁以下孕妇吸毒行为影响因素等。

2）应用于人际水平的理论。

a. 社会认知理论（Social Cognitive Theory，SCT），又称交互决定论（Reciprocal Determination），是社会心理学的重要理论之一，它是一种用来解释社会学习过程的理论。社会认知理论将个体描绘为积极地处理事件和发展强化期望的人。根据 Bandura 的理论，行为强化的个体期望，比这个行为以前受到过强化更为重要。此外，他认为强化历史对个体的认知没有直接的作用，相反，它是通过个人的记忆、解释和偏见筛选出来的。社会认知理论认为个体在特定的社会情境中，并不是简单地接受刺激，而是把外界刺激组织成简要的和有意义的形式，并且将已有的经验应用于要加以解释的对象，在这一基础上才决定行为方式。个体的行为既不是仅由内部因素驱动，也不是仅由外部刺激控制，而是由行为、个人的认知及其他内部因素和环境三者之间相互作用所决定。该理论的主要内容如下：①交互作用，包括人的思想、情绪、期望、信念、生物学特征与人的行为等；②观察学习，通过观察他人的行为了解如何进行并模仿他人重复这种行为的过程；③自我效能，相信自己能在特定环境中恰当有效地实施行为；④情绪，在行为形成、改变的过程中会出现许多情感性问题，包括不愿改变的惰性，或者感到紧张和压力等；⑤环境，人们对环境的主观感受会促使或限制他们思想和行为的改变，同时环境在人们没有意识到的情况下也在潜在地影响他们的行为；⑥强化，行为的强化有助于行为的巩固或中断。

交互决定论见图 3-4。

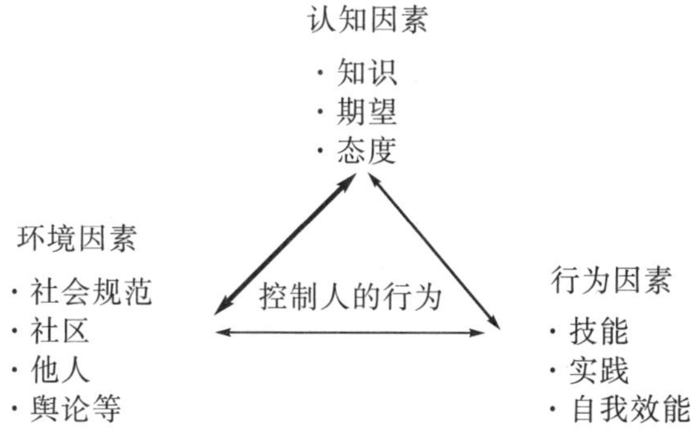

图 3-4　交互决定论

b. 社会网络和社会支持（Social Networks and Social Support），是研究社会关系对健康相关行为和健康的影响的理论。社会支持网络指的是一组个人之间的接触，通过这些接触个人得以维持社会身份并且获得情绪支持、物质援助和服务、信息与新的社会接触。依据社会支持理论的观点，一个人所拥有的社会支持网络越强大，就能够越好地应对各种来自环境的挑战。个人所拥有的资源又可以分为个人资源和社会资源。个人资源包括个人的自我功能和应对能力，后者是指个人社会网络中的广度和网络中的人所能提供的社会支持的程度。以社会支持理论取向的社会工作，强调通过干预个人的社会网络来改变其在个人生活中的作用。特别对于那些社会网络资源不足或者利用社会网络的能力不足的个体，社会工作者致力于给他们提供必要的帮助，帮助他们扩大社会网络资源，提高其利用社会网络的能力。①社会整合，实际存在总的社会联系，即社会联系的存在或多少，行动者共同在场的情况下进行实践活动的相互作用，可以理解为日常接触的各种联系和冲突。②社会网络，围绕个体的社会关系网络，可能有或者没有社会支持的存在，也可能具有其他的社会功能。③社会支持，是社会网络的一项功能，可以采用不同角度出发的定义和测量方法。它主要包括以下四种类型：物质性支持，包括提供所需要的直接的切实服务和帮助；情感性支持，包括信任、关照、爱的提供；评价支持，包括提供有助于进行自我评价的、比较和肯定的信息；信息支持，包括提供可用于拟解决问题的咨询、建议及信息等。

社会网络和社会支持见图 3-5。

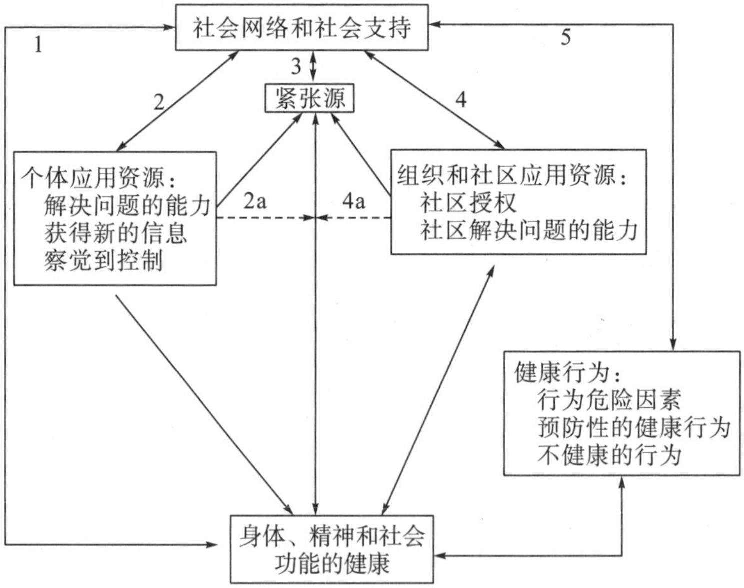

图 3-5 社会网络和社会支持

c. 紧张和应对互动模式（Transactional Model of Stress and Coping），紧张可以通过心理过程和适应不良的健康相关行为影响健康（如不良饮食、吸烟与饮酒等）。紧张和应对互动模式为解释个体应对紧张事件的过程描绘了框架。它包括三个环节：一是对紧张事件、形势进行评估（一级评估），二是对自己的应对能力进行评估（二级评估），三是在此基础上应对并解决问题和调整自己的情绪（应对策略）。行为者对外部的导致紧张的因素进行评估，并受其社会心理及文化特征的调节。紧张和应对互动模式见图 3−6。

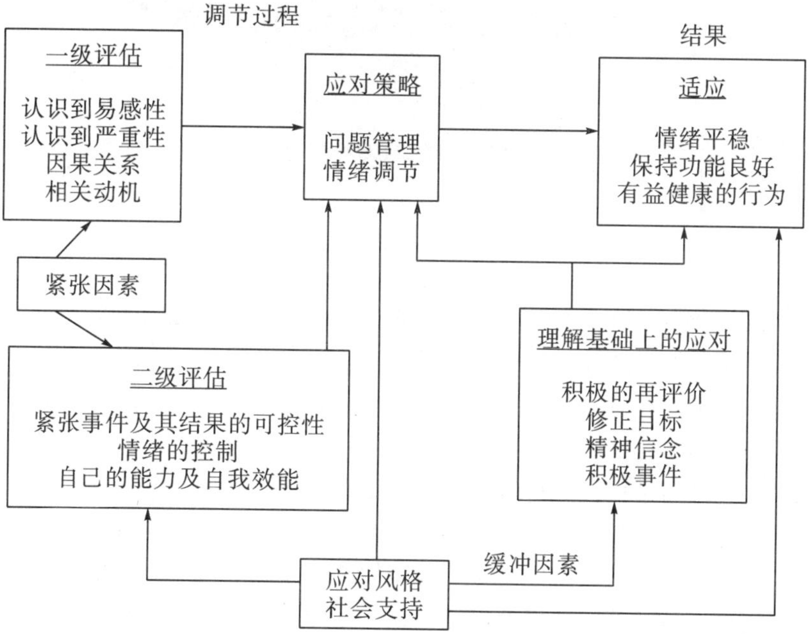

图 3−6 紧张和应对互动模式

3）应用于人群和社区水平的理论。

a. 创新扩散理论（Diffusion of Innovation，DI），是指一项新事物，如新发明、新工具、新思想或新产品，通过一定传播渠道在整个社区或某个人群中扩散，并逐渐被社区或该人群所了解和采用的过程。目前创新扩散理论在健康教育领域应用广泛，如研究新医疗技术的推广应用、人们对计划生育的态度、新药物的接受度等。一项创新在人群中的扩散取决于三个方面：事物本身的特性、目标人群的特征及传播渠道和方法。如果要促使一项新事物在人群当中传播并且被接受，必须满足：第一，该事物具有先进性并适合目标人群和当地情况；第二，对目标人群和当地实际情况进行仔细分析，找出其特点，发现“先驱者”和潜在的“早期使用者”，并通过基层工作人员与之紧密合作；第三，根据实际情况选择正确的传播策略、渠道及方法，并注意向目标人群展示新事物的先进性、易学、所付出代价很小或在适当范围内。

创新扩散理论见图 3－7。

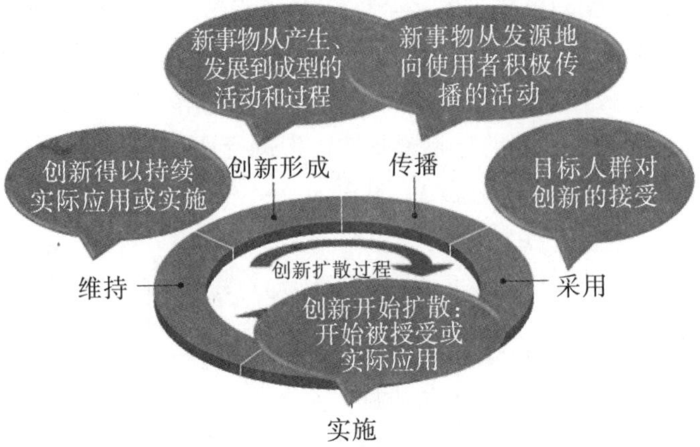

图 3－7　创新扩散理论

b. 社区组织和社区建设（Community Organization and Building）。社区是指在一定地域范围内的社会群体，包括人口、地理、社会、心理、经济要素。社区组织是指社区内有目的、有计划地建立起来的以满足某种需要的各类团体和机构。社区建设是指社区成员以主人翁身份共同关心社区问题、主动分担职责、解决问题。社会参与是指社区行政领导和居民共同参与社区健康教育，参与健康教育决策，参与健康教育行动及参与健康教育评估和管理。社区组织和社区建设活动分为四种类型：①社区发展类型（强调协作的活动类型），其主要工作策略是通过不同层次、不同部门的努力使社区成员在问题选择、目标确定、策略和措施等方面达成一致意见，并统一行动。②社区行动类型（强调冲突的活动类型），其主要工作策略是通过倡导及动员各部门和组织，从而形成共识、解决分歧及协调行动。③社区建设类型（强调能力发展），通过培训提高社区成员发现和解决问题的能力。④强调授权类型，强调对对象开展有意识的社会行动。

（3）健康行为改变理论的新进展。

尽管以上健康行为改变理论对健康行为的预防和干预做出了重要的贡献，但是每种理论都仅从某一角度阐明行为改变的规律，难以解决行为干预的所有问题，在行为预测及预防干预上都存在着不同程度的不足和局限性。有研究指出，如果没有将社会和环境因素纳入行为改变的理论构建中，就难以综合、全面地考察影响行为改变的因素，进而难以有效地促使健康行为形成和维持。

鉴于现有理论本身存在的不同程度的不足和待改进之处，部分研究者开始尝试将两种或三种理论结合起来，对行为改变进行全新的分析及诠释，并进行了一些初步的实证研究。Carol McClenahan 等对健康信念模式和计划行为理论在预测睾丸自我检测（TSE）行为的有效性与可应用性方面进行研究比较，结果发现两种模型的效果相同：健康信念模式（包含自我效能）能够分别解释其中的56％、21％的行为意向、行为方面的变异，计划行为理论能够解释的比例分别为50％、22％。这说明两种理论模型具有共通性，存在相互结合进行行为改变解释的可能。Michelle·S. Fortier 等尝试把自我决定理论（Self-determination Theory）和计划行为理论结合起来解释身体行为与行为意向，同时建议综合自我效能等其他形式的理论进行研究。

此外，部分专家认为行为受社会、经济、文化等众多因素影响，因此在理论模型的实践应用中，需要充分考虑各因素间的差异，制定出适合本地的理论模型。同时，由于个体行为是外因和内因共同作用的产物，从生态观及系统观的角度构建集个体和环境因素于一体的新理论必然成为未来发展的新趋势之一。国内学者马骁于 1992 年在上海的一次学术会议上发表了健康相关行为的生态学观点，从个体、微观环境和宏观环境三个方面阐述了健康相关行为受多水平、多方面因素影响的过程和机制（图 3－8）。

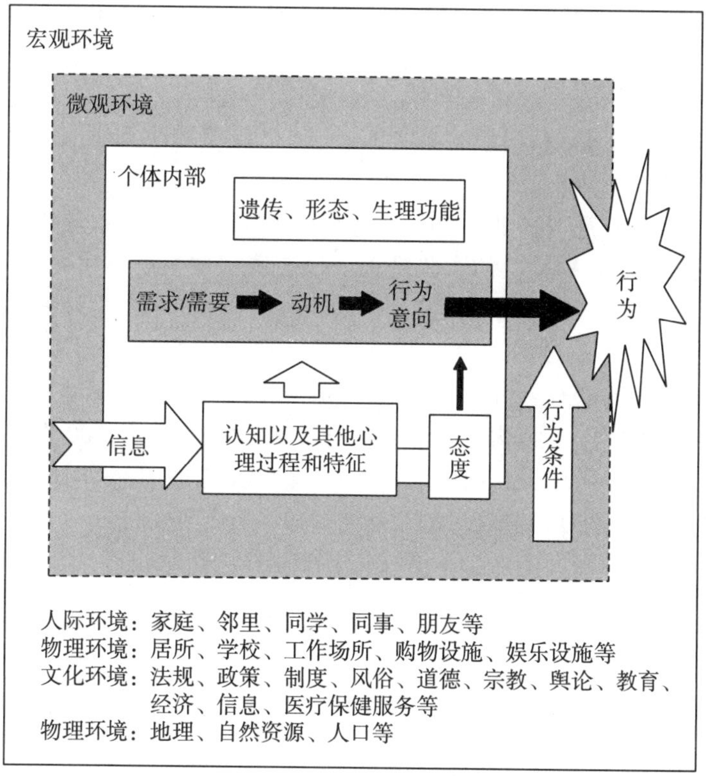

图 3－8　健康相关行为受多水平、多方面因素的影响

来源：马骁．健康行为学［M］．北京：人民卫生出版社，1993。

3.3.2 行为改变领域的生态学模式研究

3.3.2.1 生态学理论概述

（1）生态学的定义及发展。

1）生态学的定义。

生态学（Ecology）是研究生物与环境之间的相互关系的科学。系统论、信息论、控制论的概念和方法的引入，推进了生态学理论的发展。任何生物的生存都不是孤立的，人类为满足自身的需要而不断改造环境，反过来环境又对人类产生影响。生态学的定义是德国动物学家 Haeckel（赫克尔）于 1869 年首次提出的。

生态学三大定律如下。第一定律：任何行动都不是孤立的，对自然界的任何侵犯都有无数效应，其中大多是难以预料的，可称为多效应原理。第二定律：每一事物无不与其他事物互相联系和交融，此定律又称相互联系原理。第三定律：人类所生产的任何物质都不应对自然界产生任何干扰，此定律可称为勿干扰原理。

2）生态学的发展。

a. 生态学建立前期（16 世纪之前）：研究动植物生活习性等，生态思想萌芽。

b. 建立和成长期（16 世纪到 20 世纪 50 年代）：1670 年，现代化学家 Boyle 发表了低气压影响动物反应的实验结果，标志着生理生态学研究的开始。1869 年，Haeckel 首次提出生态学的定义。20 世纪初，动物行为学、生理生态学及水生生物学等发展起来。1926 年，Lotka 提出种间竞争的数据模型。1927 年，Elton 出版《动物生态学》。1937 年，我国第一本生态学书籍《动物生态学纲要》出版（作者为龚鸿年）。植物生态学成熟早于动物生态学，在 20 世纪 60 年代前与动物生态学独立平行发展。20 世纪五六十年代，动物生态学研究、植物生态学研究发生交汇、融合，群落与生态系统生态学形成与发展。

c. 现代生态学发展期（20 世纪 60 年代）：英国 Tansley（1935）首创生态系统的概念，美国 Odum 所著的《生态学基础》对生态学研究及教学产生了深远影响。

发展趋势：行为生态学、化学生态学、进化生态学等学科交叉渗透，向宏观、微观两极发展（如全球生态学和分子生态学），生态工程、生态医学、生态农业、生态旅游、生态系统的恢复与重建等应用生态学迅速发展。

（2）生态学的学科体系。

1）生态学的分支学科。

a. 按研究对象的组织水平划分：个体生态学、种群生态学、群落生态学、生态系统生态学、景观生态学、区域生态学、全球生态学。

b. 按生物类群划分：普通生态学、动物生态学、植物生态学、微生物生态学。还有更具体的生物类群，如昆虫生态学、鱼类生态学等。此外，还有人类生态学。

c. 按研究方法划分：野外生态学、实验生态学、理论生态学。

2）生态学的研究方法。

a. 环境的研究方法：环境因子的测定（野外），如大气测定（温度、湿度、气流、空气成分等）、水域测定（水的物理成分、化学成分、污染物）、陆地测定（包括土壤等）。环境控制与模拟（实验室），如人工模拟草地、水体、各种温湿度环境等。

b. 生物的研究方法：研究种群的分布、迁移、活动节律、出生及死亡等的调查与数量统计技术（如野外研究中运用3S技术：RS－遥感、GPS－全球定位系统、GIS－地理信息系统）。

3）生态学的任务。

a. 人类生态问题：工业革命以来，人类的社会、经济及科学技术都在迅猛发展，人类活动的空间不断增大，需求日渐增加。人类对地球资源的消耗及对环境的破坏也越来越大。人们发现，地球环境正在全面恶化中，甚至威胁人类的生存。当今，人类活动对环境和地球生态系统的影响问题已经成为现代生态学的焦点，而充分、全面地了解各种生态系统的生态过程是科学制定环境策略的关键。

b. 生态学与可持续发展：可持续发展是指既满足现代人的需求，又不损害后代人满足需求的能力，包括经济、社会和生态的可持续发展。对解决全球生态环境问题及维护生态安全，实现人类可持续发展来说，生态学具有重要意义。

3.3.2.2 健康行为生态学模式

健康相关行为的发生受到多个水平因素的影响（个体水平、人际水平、社区水平），同时多种类型因素可以影响健康相关行为。这些因素互相联系，人的行为和环境相互作用，所以在多水平上针对多种因素实施健康教育干预可能取得最佳的效果。

（1）发展简史。

1936年，受公共卫生和心理学领域部分理论的影响，Kurt Lewin 首次提出了“生态心理学”学说，认为人的行为不但与个人的特征有关，而且与其所处的环境有关。

1977年，美国心理学家 Bronfenbrenner 在他的《人类行为生态学》（*The Ecology of Human Development*）一书中正式提出了生态系统理论，建立了行为生态学的理论构架，用以说明个体内部、个体之间及个体之外的多层次的因素对人类行为的影响，这也是之后大多数利用生态学模型进行健康相关行为研究的基本理论框架。该理论重在考察人类行为与社会环境之间的交互关系，它将人类成长身处的社会环境（如家庭、机构、社区、团体等）视作一种社会性的生态系统，它强调生态环境对分析、理解人类行为的重要性，重视人和环境间各系统的相互作用和其对人类行为产生的重大影响，是社会工作的重要基础理论之一。

其实，生态系统理论最早可追溯到达尔文的进化论（尤其是“适者生存”的生态法则）。社会工作领域在发展中适应了社会工作界对“一种综融性的概念架构”的需要，融合了 Jane Addams 和 Mary Richmond 的“人在情境中”(Individual-In-Environment)、“社会处遇”的知识典范以及社会学领域中的符号互动理论、角色理论的影响，到 20 世纪 70 年代，生态系统理论形成的条件日益成熟。

1988 年，McLeroy 把生态学理论引入健康促进领域，认为健康促进不仅包含教育活动，而且应包括倡导、组织改变、政策形成及环境改变等多方面的策略，应将个人及社会因素同时作为关注的目标。

1989 年，Bronfenbrenner 把影响人类行为的环境因素细分为四个层次：①微观系统（Microsystem）是指个体实际参与的直接环境（主要包括家庭、学校及社区等），是人类与其生存的直接环境的关系，是对人类产生最直接影响的环境。②中间系统（Mesosystem）指的是微观系统之间的联系及相互作用，如果两个或多个微观系统发生冲突，通常会产生个体适应问题。③外在系统(Exosystem）是指人类并没有直接参与但能对人类发展造成影响的系统。④宏观系统（Macrosystem）是指在微观系统、中间系统与外在系统中形式和内涵一致的部分，是个体发展所处的大的文化（或亚文化）环境，是一个广阔的意识形态（如价值观、法律、宗教观、社会阶层、道德风尚等）。而个体的发展就是与这四个层次直接或间接交互作用后所产生的结果。

1990 年，Kelly 认为健康行为的生态学模式就是个体与环境（个体内与个体外）良好“适应”的一个优化模型。1992 年，Wachs 描述出环境对健康行为产生的影响和各影响因素间的关系结构，在此基础上，2003 年，Spence 对生态学模式的理论结构进行了更为详细的阐述。

健康行为生态学模式的概念仍然在不断完善中。Bronfenbrenner 认为人的行为可以反映在三个方面：一是个人对环境的评价，二是个人存在的环境，三是个人与环境间动态的相互作用。Sallis 认为生态学模型是个人、社会及环境特征的模型。Blakely 将生态学模型描述为对人类健康产生影响的个人因素之外的测量方法及策略的集合、环境及结构特征。Spence 认为在一个更广阔的环境中刺激个人（生物及心理）的行为称为生态学模型。Maibach 指出生态学的本质概念是人群的健康受以下因素影响：人群中个人的特点、环境的特点、个人与环境间的重要相互作用。

（2）生态学模式在健康行为改变中的运用。

随着公共卫生学科及社会学科的发展，区域性和全球性健康促进战略的制定和实施，国内外研究者越来越清楚地认识到环境（如经济水平、住房条件、卫生政策、文化习俗等）对人们健康行为的影响大于个体特征（如个人收入、文化程度等）的影响。因此，更多的研究者开始倡导运用政策和环境措施改善健康相关行为，重视法律、道德、环境及文化等因素对行为的多层次影响，在群体范围对行为进行干预。其中生态学模式因其规划设计便利、模式结构层次分明等优点，近年来在世界范围内的健康行为研究领域得到了广泛应用，而应用的方法和特点也不尽相同。

1）回顾性研究。

美国、加拿大、新西兰、英国的部分研究者应用生态学模式分析开展了一系列回顾性研究。这些研究涉及健康行为、饮食和体育锻炼等项目，以期对相关健康现象的形成进行验证，同时验证生态学模式在健康相关研究中的适应性。这些研究结果显示，通过对影响健康行为的环境因素进行不同层次的系统分析，能够揭示出外在系统、中间系统等对人们行为的影响，例如周围社区安全程度低会限制人们外出锻炼，实行不得向未成年人售烟的政策将有效减少青少年吸烟等。研究证明，如果对这些环境因素进行控制，将在一定程度上促使人们健康相关行为的改善。

2）纵向干预研究。

美国疾病预防控制中心（CDC）以及以 Huberty、Richard 等为代表的研究者利用生态学模式开展了多项纵向干预研究，研究领域涉及儿童肥胖、营养、体育锻炼、控烟及糖尿病自我管理等。研究设计时从微观系统、中间系统、外部系统分别选取干预因素。以控烟研究为例，微观系统包括项目组专家对控烟的健康态度和信念以及他们相关的工作经验，中间系统包括研究工作组的资源、研究成员参加相关培训的机会、从上级部门和管理机构得到的支持，外部系统包括周围公共健康机构的支持、社区整体环境、周围组织的使命等。

3）作用机制研究。

在进行生态学模式实证研究的同时，一些研究者对其作用机制进行了探索。这些作用机制部分得到了较广泛的支持，部分还处于假设阶段，但均为我们的进一步研究提供了有意义的参考和启示。

（3）生态学模式的优缺点。

1）生态学模式对健康行为进行多层次、多维度的解释。

以往的以个体行为为主的理论（如知信行模式、健康信念模式等），都是从个人角度出发来解释及促使健康相关行为的转变，工作和研究中发现行为的长期持续改变及所取得的效果有限。而生态学模式对影响人类健康行为的因素进行多层次、多维度的划分，将个人因素与外部因素整合考虑，在众多研究中都显现出了明显的效果。

2）生态学模式提供了对健康行为的多层次、多维度干预的指导，提出了整合利用各类资源的方法。

在生态学模式理论模型的指导下，研究者能够进行多层次、多维度的行为干预，能够使健康相关行为改变长期持续，并且能够适应社区的特殊需要制订各类健康促进计划。同时，通过整合各种社会资源，使社区成员和联合机构利用各种资源的能力提高。国外一系列研究结果都证实了通过对生态学模式中各层次的环境因素进行干预，可以有效促进健康相关行为的改变。

3）生态学模式的干预使环境中所有人受益。

运用个体理论指导行为干预时，常针对“高危人群”而不是所有人群。这是因为如果对每个个体进行干预不仅困难而且成本较高，所以只能将重点放在促使“高危人群”的“高危行为”转向“低危行为”。正因如此，它并不能预防其他人员发展为“高危人群”，行为干预的效果非常有限。而生态学模式通过改变社会经济、政策和物质环境，进行多层次、多维度的干预，能够将整个人群作为目标，不论其个人是否具有健康危害行为，它提升的是人群的健康平均水平。

4）生态学模式的不足。

正是因为生态学模式注重多系统、多环境的改善，因此需要多部门的通力合作，并且投入不同的资源和提供政策保障，这使得其在行为干预的实际应用中面临一定的困难和挑战。

目前还缺乏对生态学模式干预效果的科学评价。在既往研究中，部分专家对生态学模式的复杂性讨论得更多，但是缺乏其效果的客观证据。这是因为常常需要经过一个纵向的长时间的人体对环境的暴露，才能检测到环境因素对行为的影响。

最后，对于生态学模式机制还需要进行深度的分析。生态学模式干预是多层次、多维度的，而同时收集各维度数据，并获得适合的统计学方法是比较困难的。同时，个体研究的数据相对翔实可信，而群体研究中外部系统的信息不仅获得较难而且可信度较低，从而限制了对生态学模式机制的深度研究。

5）生态学模式的应用建议。

a. 整合资源，通力合作。为了促使干预活动顺利进行，需要采取各种措施高度整合各类资源，并确保来自不同机构的不同专业的研究人员通力合作。在干预活动中，每一个角色都是至关重要的，应该促使他们具有共同的视角，能够充分地讨论和交流，同时应尽量使各专业专家都能在专业上有所收获。

b. 对参与人员进行健康行为改变的培训。健康促进活动中，如果对参与的专家、组织者、工作人员等进行充分的健康行为改变理论和生态学模式知识的培训，使他们在研究设计、组织及执行中将其充分应用，那么健康相关行为的生态学干预效果就会较好。一项乳腺癌的研究发现，大学的生态学教育比较有效，能够使人们获得生态学模式的系统思维基础。

c. 适应当地文化，灵活应用。不同国家、地区的经济文化、宗教习惯等均存在不同程度的差异，每一种文化都有其对应的生态学模式。在进行生态学模式干预活动研究设计时，要充分考虑到项目实施地区的差异性。同时，在完整应用生态学模式进行干预时存在较大挑战，在实际实施过程中可以根据情况只采用其理论框架中的一部分或是将其与其他理论模型相结合，从而取得更好的效果。

4　5岁以下儿童营养不良个体水平影响因素的研究（以四川省为例）

4.1　目的

（1）掌握四川省5岁以下儿童营养健康状况的流行病学现状，为四川省乃至全国儿童保健工作提供科学依据。

（2）探讨5岁以下儿童营养不良的影响因素，为制定营养不良的预防干预措施及政府卫生决策提供科学依据。

4.2　对象与方法

4.2.1　对象

4.2.1.1　抽样原则

（1）在资金投入许可的情况下，考虑到科学性和可行性，设计本次抽样方案。

（2）本次调查以满足全省5岁以下儿童生长发育状况具有代表性为原则，设计最少的调查点数和最小的调查样本量。

（3）采用分层整群随机抽样的方法。

4.2.1.2　样本量计算

（1）最小样本量计算公式为：

$$N=\left(\frac{u_{\alpha}}{\pi\delta}\right)^{2}\pi(1-\pi)\times deff$$

式中，N代表样本含量，α代表检验水准，π代表估计的患病率，δ代表相对误差，$deff$为设计效应（$deff$取1.5）。

（2）样本量的确定。

本次调查以5岁以下儿童低体重率为计算依据。2006年中国儿童与孕产妇营养健康状况调查结果显示：5岁以下儿童低体重率西部为7.8%，故本次调查5岁以下儿童低体重率取7%计算5岁以下儿童数的最小样本量。允许误差控制在10%以内，以保证精确度。取95%可信限，$u_{\alpha}=1.96$，以保证准确度。计算最小样本量5岁以下儿童为7656人。考虑到失访和质量控制，最终确定样本量为8000人。

4.2.1.3　样本点的选择

（1）城市点的抽样。

将21个市级的中心城区按2010年地区人均GDP由高到低排序，按随机等距抽样方式抽取A市A区、B市B区、C市C区、D市D区4个区作为城市样本点，见表4-1。

（2）农村点的抽样。

将21个市级的县按2010年地区人均GDP由高到低排序，按随机等距抽样方式，兼顾全省地理分布状况，抽取N1县、N2市、N3县、N4县、N5县、N6县、N7县、N8县、N9县、N10县10个县作为农村样本点，见表4-1。

表4-1　调查样本点分配表

市（州）	城市	农村
A市	A区	
B市	B区	
某市		N1县
某市		N2市
某市		N3县
某市		N4县
C市	C区	
某市		N5县
D市	D区	
某市		N6县
某市		N7县
某州		N8县
某州		N9县
某州		N10县

4.2.2 方法

4.2.2.1 指标选取

本研究采用 Z 评分法对儿童营养不良情况进行评价。Z 评分的计算公式：Z 评分=（测量数据－参考值中位数）/参考值标准差。选用 2006 年 WHO 公布的最新的儿童生长标准作为参考标准，以－2、2、3 为切点来判断儿童营养状况。

Z 评分法评价儿童营养状况的指标有：①年龄别身高（HAZ），是儿童长期营养状况指标，主要反映儿童慢性营养不良。HAZ<－2 为生长迟缓。②年龄别体重（WAZ），是判断儿童近期及长期营养状况的综合性指标，国际上常用该指标作为营养不良患病判定的依据，WAZ<－2 为低体重。③身高别体重（WHZ），是急性营养不良的指标，反映儿童短期营养状况，WHZ<－2 为消瘦，2<WHZ≤3 为超重，WHZ>3 为肥胖。

（1）5 岁以下儿童生长迟缓率：调查对象为该地区 5 岁以下儿童。计算方法：年龄身高<（中位数－2SD）的儿童人数/体检儿童数×100%。

（2）5 岁以下儿童低体重率：调查对象为该地区 5 岁以下儿童。计算方法：体重<（中位数－2SD）的儿童人数/体检儿童数×100%。

（3）低出生体重发生率：调查对象为该地区出生体重低于 2500g 的活产儿。计算方法：（新生儿中体重小于 2500g 的人数/抽查活产数）×100%。

4.2.2.2 现场调查

调查时间为 2013 年 3 月至 2013 年 9 月。将每个抽样点的 5 岁以下儿童划分为 5 个年龄段，每个年龄段的儿童构成比例大致一致。

（1）城市。

城市点 0 岁及 1 岁组儿童的调查选择在该抽样城区妇幼保健院儿保科进行。2 到 4 岁 3 个年龄组的调查在该抽样城区内 2 到 3 所幼儿园进行（将城区内的幼儿园列名单进行排序，通过随机数字法抽取调查幼儿园，再采用随机整群抽样方式抽取不同年龄班级的儿童进行调查）。

本项调查由区妇幼保健院负责采血、测量身高体重的组织工作，社区配合完成调查工作。

（2）农村。

农村点每个县根据乡镇距离县城的距离，分别抽取距离县城远、中、近的 3 个乡镇，每个乡镇再按随机整群抽样方式抽取 3~5 个村内的所有 5 岁以下儿童，直到完成每个抽样乡镇的调查量。

本项调查由县妇幼保健院负责采血、测量身高体重的组织工作，乡镇配合完成调查工作。

4.2.2.3 质量控制

（1）调查人员培训。按统一要求与标准对全省调查点的主要项目负责人和工作人员进行了调查实施方案、调查问卷的收集和填写、营养调查实验室操作要求等培训。要求参与调查工作的每一名调查员必须熟悉本地区的儿童保健工作，明确调查目的及意义，清楚调查设计原则，掌握调查表填写要求，以确保调查质量。

（2）基层现场调查中，在每份问卷填写完毕后，调查员都要及时对填写的内容进行全面的检查，如有错误要立即纠正，如有疑问应重新询问和核实，有遗漏项目要第一时间补填。

（3）调查期间，省、市、县妇幼保健院成立专门的督导组，对调查点的工作进行现场督导。检查实验室操作规范，抽取调查问卷核实条目的完整性、准确性，针对关键性核心指标进行反复核实。

4.2.2.4 统计分析

运用 EpiData 3.1 建立数据库，对调查数据进行录入和汇总，严格设置数据质量控制标准，采用 SPSS 16.0 统计软件对数据进行分析。设检验水准 $\alpha=0.05$。

4.3 结果

4.3.1 5岁以下儿童营养健康状况

4.3.1.1 个体基本特征

（1）年龄与性别。

本次调查的8006名5岁以下儿童中，男童4139人（51.70%），女童3867人（48.30%）。按年龄进行分组，0～1岁（含1岁）组1687人（21.07%），1～2岁（含2岁）组1494人（18.66%），2～3岁（含3岁）组1522人（19.01%），3～4岁（含4岁）组1725人（21.55%），4岁以上组1578人（19.71%）。对各年龄组男女性别分布进行统计检验，χ^2检验结果显示性别分布差异无统计学意义（$\chi^2=4.138$，$P=0.388$），见表4－2。

表 4-2 被调查儿童不同年龄组性别分布

组别	调查人数	年龄分组				
		0～1 岁（含 1 岁）组	1～2 岁（含 2 岁）组	2～3 岁（含 3 岁）组	3～4 岁（含 4 岁）组	4 岁以上组
男	4139	908	772	779	878	802
女	3867	779	722	743	847	776
合计	8006	1687	1494	1522	1725	1578

（2）身高与体重。

调查结果显示，5 岁以下儿童身高均数为 88.58cm（最小值 45.00cm，最大值 120.00cm），5 岁以下儿童体重均数为 12.57kg（最小值 2.00kg，最大值 33.00kg）。

对 5 岁以下儿童身高的城乡差异进行分析。城市儿童身高均数为 90.25cm，农村儿童身高均数为 86.61cm。进一步进行 t 检验，结果显示城乡分布差异有统计学意义（$t=11.384$，$P=0.000$），城市儿童身高略高于农村儿童。

对 5 岁以下儿童不同性别的身高进行分析。男童身高均数为 88.13cm，女童身高均数为 87.35cm。进一步进行 t 检验，结果显示不同性别间差异有统计学意义（$t=2.591$，$P=0.010$），男童身高略高于女童。

对 5 岁以下儿童城乡的体重差异进行分析。城市儿童体重均数为 13.22kg，农村儿童体重均数为 12.28kg。进一步进行 t 检验，结果显示城乡体重差异有统计学意义（$t=11.510$，$P=0.000$），城市儿童体重略重于农村儿童。

对 5 岁以下儿童性别的体重进行分析。男童体重均数为 12.78kg，女童体重均数为 12.35kg。进一步进行 t 检验，结果显示性别间差异有统计学意义（$t=5.699$，$P=0.000$），男童体重略重于女童。

4.3.1.2 营养性疾病情况

（1）超重与肥胖。

调查结果显示，超重儿童共有 1035 人，5 岁以下儿童超重率为 12.93%。按城市、农村进行分组，城市儿童 318 人，农村儿童 717 人，其相应的超重率分别为 12.69%、13.04%。按性别进行分组，男童 567 人，女童 468 人，其相应的超重率分别为 13.70%、12.10%。按年龄段进行分组，0～1 岁（含 1 岁）组儿童超重率最高，为 16.54%。

对 5 岁以下儿童城乡超重率的差异进行分析。χ^2 检验结果显示，城乡差异无统计学意义（$\chi^2=0.18$，$P=0.668$）。

对 5 岁以下儿童性别的超重率进行分析。χ^2 检验结果显示，不同性别差异有统计学意义（χ^2=4.53，P=0.033），女童超重率低于男童。

对 5 岁以下儿童不同年龄的超重率进行分析。χ^2检验结果显示，不同年龄组超重率差异有统计学意义（χ^2=34.75，P=0.000），可以认为总的来说不同年龄组儿童发生超重的风险不完全一样。

不同地区、不同性别、不同年龄儿童超重率比较见表 4−3。

表 4−3　不同地区、不同性别、不同年龄儿童超重率比较

组别	调查人数	例数	率（%）	χ^2	P
城市	2506	318	12.69	0.18	0.668
农村	5500	717	13.04		
男	4139	567	13.70	4.53	0.033
女	3867	468	12.10		
0～1 岁（含 1 岁）组	1687	279	16.54	34.75	0.000
1～2 岁（含 2 岁）组	1494	185	12.38		
2～3 岁（含 3 岁）组	1522	192	12.61		
3～4 岁（含 4 岁）组	1725	226	13.10		
4 岁以上组	1578	153	9.70		
合计	8006	1035	12.93		

调查结果显示，肥胖儿童共有 414 人，5 岁以下儿童肥胖率为 5.17%。按城市、农村进行分组，城市儿童 88 人，农村儿童 326 人，其相应的肥胖率分别为 3.51%、5.93%。按性别进行分组，男童 237 人，女童 177 人，其相应的肥胖率分别为 5.73%、4.58%。按年龄段进行分组，0～1 岁（含 1 岁）组儿童肥胖率最高，为 10.43%。

对 5 岁以下儿童城乡的肥胖差异进行分析。χ^2检验结果显示，城乡间差异有统计学意义（χ^2=20.49，P=0.000），城市儿童肥胖率低于农村儿童。

对 5 岁以下儿童不同性别的肥胖差异进行分析。χ^2检验结果显示，性别间差异有统计学意义（χ^2=5.38，P=0.020），女童肥胖率低于男童。

对 5 岁以下儿童不同年龄的肥胖率进行分析。χ^2检验结果显示，不同年龄组间差异有统计学意义（χ^2=131.16，P=0.000），总的来说，不同年龄组儿童发生肥胖的风险不完全一样。

不同地区、不同性别、不同年龄儿童肥胖率比较见表4-4。

表4-4 不同地区、不同性别、不同年龄儿童肥胖率比较

组别	调查人数	例数	率（%）	χ^2	P
城市	2506	88	3.51	20.49	0.000
农村	5500	326	5.93		
男	4139	237	5.73	5.38	0.020
女	3867	177	4.58		
0～1岁（含1岁）组	1687	176	10.43	131.16	0.000
1～2岁（含2岁）组	1494	80	5.35		
2～3岁（含3岁）组	1522	49	3.22		
3～4岁（含4岁）组	1725	61	3.54		
4岁以上组	1578	48	3.04		
合计	8006	414	5.17		

（2）营养不良。

1）总营养不良患病率。

调查结果显示，营养不良儿童共有803人，5岁以下儿童总营养不良患病率为10.03%。按城市、农村进行分组，营养不良城市儿童133人，农村儿童670人，其相应的营养不良患病率分别为5.31%、12.18%。按性别进行分组，营养不良男童470人，女童333人，其相应的营养不良患病率分别为11.36%、8.61%。按年龄段进行分组，2～3岁（含3岁）组和1～2岁（含2岁）组儿童营养不良患病率较高，分别为13.27%、11.85%。

对5岁以下儿童城乡营养不良患病率的差异进行分析。χ^2检验结果显示，城乡间差异有统计学意义（$\chi^2=90.161$，$P=0.000$），城市儿童营养不良患病率低于农村儿童。

对5岁以下儿童不同性别营养不良患病率差异进行分析。χ^2检验结果显示，性别间差异有统计学意义（$\chi^2=16.682$，$P=0.005$），女童营养不良患病率低于男童。

对5岁以下儿童不同年龄组营养不良患病率进行分析。χ^2检验结果显示，年龄间差异有统计学意义（$\chi^2=36.476$，$P=0.000$），可以认为总的来说不同年龄组儿童发生营养不良的风险不完全一样。

不同地区、不同性别、不同年龄儿童营养不良患病率比较见表4－5。

表4－5 不同地区、不同性别、不同年龄儿童营养不良患病率比较

组别	调查人数	例数	率（%）	χ^2	P
城市	2506	133	5.31	90.161	0.000
农村	5500	670	12.18		
男	4139	470	11.36	16.682	0.000
女	3867	333	8.61		
0～1岁（含1岁）组	1687	138	8.18	36.476	0.000
1～2岁（含2岁）组	1494	177	11.85		
2～3岁（含3岁）组	1522	202	13.27		
3～4岁（含4岁）组	1725	149	8.64		
4岁以上组	1578	137	8.68		
合计	8006	803	10.03		

2）生长迟缓率。

调查结果显示，生长迟缓儿童共有581人，5岁以下儿童生长迟缓率为7.26%。按城市、农村进行分组，生长迟缓城市儿童104人，农村儿童477人，其相应的生长迟缓率分别为4.15%、8.67%。按性别进行分组，生长迟缓男童333人，女童248人，其相应的生长迟缓率分别为8.05%、6.41%。按年龄段进行分组，2～3岁（含3岁）组儿童生长迟缓率最高，为10.78%，其次为1～2岁（含2岁）组儿童，为9.84%。

对5岁以下儿童城乡生长迟缓的率差异进行分析。χ^2检验结果显示，城乡间差异有统计学意义（$\chi^2=52.31$，$P=0.000$），城市儿童生长迟缓率低于农村儿童。

对5岁以下儿童不同性别生长迟缓的差异进行分析。χ^2检验结果显示，性别间差异有统计学意义（$\chi^2=7.91$，$P=0.005$），女童生长迟缓率低于男童。

对5岁以下儿童不同年龄组生长迟缓率进行分析。χ^2检验结果显示，年龄组间差异有统计学意义（$\chi^2=73.43$，$P=0.000$），可以认为总的来说不同年龄组儿童发生生长迟缓的风险不完全一样。

不同地区、不同性别、不同年龄儿童生长迟缓率比较见表4－6。

表4－6 不同地区、不同性别、不同年龄儿童生长迟缓率比较

组别	调查人数	例数	率（%）	χ^2	P
城市	2506	104	4.15	52.31	0.000
农村	5500	477	8.67		
男	4139	333	8.05	7.91	0.005
女	3867	248	6.41		
0～1岁（含1岁）组	1687	73	4.33	73.43	0.000
1～2岁（含2岁）组	1494	147	9.84		
2～3岁（含3岁）组	1522	164	10.78		
3～4岁（含4岁）组	1725	110	6.38		
4岁以上组	1578	87	5.51		
合计	8006	581	7.26		

3）低体重率。

调查结果显示，低体重儿童共有219人，5岁以下儿童低体重率为2.74%。按城市、农村进行分组，低体重城市儿童34人，农村儿童185人，其相应的低体重率分别为1.36%、3.36%。按性别进行分组，低体重男童131人，女童88人，其相应的低体重率分别为3.17%、2.28%。按年龄段进行分组，2～3岁（含3岁）组儿童低体重率最高，为4.53%。

对5岁以下儿童低体重的城乡差异进行分析。χ^2检验结果显示，城乡间差异有统计学意义（$\chi^2=26.06$，$P=0.000$），城市儿童低体重率低于农村儿童。

对5岁以下儿童低体重的性别差异进行分析。χ^2检验结果显示，性别间差异有统计学意义（$\chi^2=5.94$，$P=0.015$），女童低体重率低于男童。

对5岁以下儿童低体重的年龄差异进行分析。χ^2检验结果显示，年龄间差异有统计学意义（$\chi^2=36.92$，$P=0.000$），总的来说，不同年龄组间儿童发生低体重的风险不完全一样。

不同地区、不同性别、不同年龄儿童低体重率比较见表4－7。

表4－7　不同地区、不同性别、不同年龄儿童低体重率比较

组别	调查人数	例数	率（%）	χ^2	P
城市	2506	34	1.36	26.06	0.000
农村	5500	185	3.36		
男	4139	131	3.17	5.94	0.015
女	3867	88	2.28		
0～1岁（含1岁）组	1687	20	1.19	36.92	0.000
1～2岁（含2岁）组	1494	38	2.54		
2～3岁（含3岁）组	1522	69	4.53		
3～4岁（含4岁）组	1725	40	2.32		
4岁以上组	1578	52	3.30		
合计	8006	219	2.74		

4）消瘦率。

调查结果显示，消瘦儿童共有230人，5岁以下儿童消瘦率为2.87%。按城市、农村进行分组，消瘦城市儿童24人，农村儿童206人，其相应的消瘦率分别为0.96%、3.75%。按性别进行分组，消瘦男童138人，女童92人，其相应的消瘦率分别为3.33%、2.38%。按年龄段进行分组，0～1岁（含1岁）组儿童消瘦率最高，为3.68%。

对5岁以下儿童消瘦的城乡差异进行分析。χ^2检验结果显示，城乡间差异有统计学意义（$\chi^2=47.95$，$P=0.000$），城市儿童消瘦率低于农村儿童。

对5岁以下儿童消瘦的性别差异进行分析。χ^2检验结果显示，性别间差异有统计学意义（$\chi^2=6.54$，$P=0.011$），女童消瘦率低于男童。

对5岁以下儿童消瘦的年龄差异进行分析。χ^2检验结果显示，年龄组间差异有统计学意义（$\chi^2=9.92$，$P=0.042$），总的来说，不同年龄组儿童发生消瘦的风险不完全一样。

不同地区、不同性别、不同年龄儿童消瘦率比较见表4－8。

表 4-8 不同地区、不同性别、不同年龄儿童消瘦率比较

组别	调查人数	例数	率（%）	χ^2	P
城市	2506	24	0.96	47.95	0.000
农村	5500	206	3.75		
男	4139	138	3.33	6.54	0.011
女	3867	92	2.38		
0~1 岁（含 1 岁）组	1687	62	3.68	9.92	0.042
1~2 岁（含 2 岁）组	1494	32	2.14		
2~3 岁（含 3 岁）组	1522	46	3.02		
3~4 岁（含 4 岁）组	1725	39	2.26		
4 岁以上组	1578	51	3.23		
合计	8006	230	2.87		

4.3.2 5 岁以下儿童营养不良影响因素研究

此次流行病学调查结果显示，四川省 5 岁以下儿童总营养不良患病率为 10.03%（城市 5.31%、农村 12.18%）。各种营养不良患病率分别为：5 岁以下儿童生长迟缓率为 7.26%（城市 4.15%、农村 8.67%），5 岁以下儿童低体重率为 2.74%（城市 1.36%、农村 3.36%,），5 岁以下儿童消瘦率为 2.87%（城市 0.96%、农村 3.75%）。

《四川儿童发展纲要（2011—2020 年）》在 5 岁以下儿童营养方面的目标要求是“5 岁以下儿童生长迟缓率控制在 7%以下，低体重率控制在 5%以下”。本次调查显示，5 岁以下儿童低体重率已达到了该纲要要求，5 岁以下儿童生长迟缓率略高于目标要求，其中城市达到要求。因此本研究除对 5 岁以下儿童营养不良影响因素进行分析外，对生长迟缓的影响因素也进行了分析。

4.3.2.1 变量设置

变量赋值表见表 4-9。

表 4-9　变量赋值表

变量名称	定义及赋值
性别	1：男　2：女
月龄	连续型变量
民族	1：汉族　2：其他
是否早产儿	1：是　2：否
是否低体重儿	1：是　2：否
是否患有呼吸系统疾病	1：是　2：否
是否经常腹泻	1：是　2：否
是否患有肠道寄生虫感染	1：是　2：否
是否经常有父母陪伴身边	1：是　2：否
是否单亲	1：是　2：否
父母是否接受过相关健康教育	1：是　2：否
家庭人均月收入	①<3000元　②3000～5000元　③>5000元
是否为流动人口	1：是　2：否
母亲文化程度	1：初中及以下　2：高中　3：本科及大专　4：研究生及以上
父亲文化程度	1：初中及以下　2：高中　3：本科及大专　4：研究生及以上
母亲职业	①工人　②农民　③行政人员　④经商　⑤其他
父亲职业	①工人　②农民　③行政人员　④经商　⑤其他
是否纯母乳喂养	1：是　2：否
每日运动时间	①不运动　②<10分钟/天　③10～30分钟/天　④>30分钟/天
每日睡眠时长	①<8小时/天　②8～10小时/天　③>10小时/天
每晚睡觉时间	①10点以前　②10点～12点　③12点以后
家庭饮水来源	①桶装水（饮水机）②自来水　③井水　④江河湖泊水　⑤塘水　⑥其他
儿童每次就餐所用时间	①<25分钟　②25～50分钟　③>50分钟
是否偏食、挑食	1：是　2：否
是否补充营养剂	1：是　2：否
是否限制零食	1：是　2：否
荤素偏好	①偏素　②偏荤　③无偏好

续表4-9

变量名称	定义及赋值
早餐摄入频率	①偶尔　②有时　③经常
吃西餐频率	①偶尔　②有时　③经常
膳食中是否包括畜肉类、禽类、鱼类食物	①<1 次/周　②1～2 次/周　③≥3 次/周
膳食中是否包括谷物、大豆制品	①<1 次/周　②1～2 次/周　③≥3 次/周
牛奶摄入频率	①<100 毫升/天　②100～250 毫升/天　③>250 毫升/天
鸡蛋摄入频率	①<3 个/周　②3～7 个/周　③≥8 个/周
动物血摄入频率	①<1 次/周　②1～2 次/周　③≥3 次/周
水果摄入频率	①<1 次/周　②1～2 次/周　③≥3 次/周
甜饮料摄入频率	连续型变量

4.3.2.2　单因素分析

（1）个体生物因素。

对 5 岁以下儿童营养不良个体生物因素进行分析，检验水准定为 $\alpha=0.10$，其结果如下。

在单因素分析中，5 岁以下儿童营养不良的影响因素包括性别（$\chi^2=15.323$，$P=0.0001$）、早产儿（$\chi^2=11.430$，$P=0.0007$）、低体重儿（$\chi^2=8.182$，$P=0.0042$）、患有呼吸系统疾病（$\chi^2=14.847$，$P=0.0001$）、经常腹泻（$\chi^2=13.018$，$P=0.0003$）。

5 岁以下儿童生长迟缓的影响因素包括性别（$\chi^2=14.762$，$P=0.0001$）、年龄（$\chi^2=16.153$，$P=0.0028$）、早产儿（$\chi^2=13.704$，$P=0.0002$）、低体重儿（$\chi^2=15.815$，$P=0.0001$）、患有呼吸系统疾病（$\chi^2=10.738$，$P=0.0010$）、经常腹泻（$\chi^2=15.972$，$P=0.0001$）。

本研究发现，男童较女童更易发生营养不良和生长迟缓，婴儿发生生长迟缓的风险较小，出生时如果是早产或低体重将会增加营养不良和生长迟缓的风险，疾病史尤其是患呼吸系统疾病或者经常腹泻都是儿童营养不良和生长迟缓的危险因素。

（2）家庭环境因素。

对 5 岁以下儿童营养不良家庭环境因素进行分析，检验水准定为 $\alpha=0.10$，其结果如下。

在单因素分析中，5 岁以下儿童营养不良的影响因素包括家庭人均月收入

（χ^2=18.320，P=0.0001）、母亲文化程度（χ^2=14.347，P=0.0025）、母亲职业（χ^2=40.132，P=0.0000）、父亲文化程度（χ^2=18.705，P=0.0003）、父亲职业（χ^2=50.214，P=0.0000）。

5岁以下儿童生长迟缓的影响因素包括家庭人均月收入（χ^2=14.707，P=0.0006）、母亲文化程度（χ^2=9.160，P=0.0272）、母亲职业（χ^2=23.128，P=0.0001）、父亲文化程度（χ^2=10.327，P=0.0160）、父亲职业（χ^2=34.545，P=0.0000）。

本研究发现，家庭人均月收入较高是5岁以下儿童营养不良和生长迟缓的保护因素，家庭人均月收入大于3000元组的儿童相对较少发生营养问题。母亲和父亲的文化程度低的儿童较易发生营养不良和生长迟缓。同时，父母的职业对儿童的营养水平也会产生影响，父母的职业为农民或工人的儿童发生营养不良的风险相对较大。

（3）饮食、睡眠与运动因素。

对5岁以下儿童营养不良的饮食、睡眠与运动因素进行分析，检验水准定为α=0.10，其结果如下。

在单因素分析中，5岁以下儿童营养不良的影响因素包括每日睡眠时长（χ^2=28.916，P=0.000），每晚睡觉时间（χ^2=21.224，P=0.000），家庭饮水来源（χ^2=25.863，P=0.000），偏食、挑食（χ^2=10.909，P=0.001），限制零食（χ^2=6.603，P=0.010），荤素偏好（χ^2=6.038，P=0.049），早餐摄入频率（χ^2=16.477，P=0.000），吃西餐频率（χ^2=25.115，P=0.000），膳食中谷物、大豆摄入频率（χ^2=18.012，P=0.000），牛奶摄入频率（χ^2=22.379，P=0.000），动物血摄入频率（χ^2=10.917，P=0.004），甜饮料摄入频率（χ^2=9.998，P=0.019）。

5岁以下儿童生长迟缓的影响因素包括纯母乳喂养（χ^2=3.970，P=0.046），每日睡眠时长（χ^2=19.823，P=0.000），每晚睡觉时间（χ^2=16.445，P=0.000），家庭饮水来源（χ^2=25.565，P=0.000），偏食、挑食（χ^2=8.957，P=0.003），补充营养剂（χ^2=4.215，P=0.040），限制零食（χ^2=6.341，P=0.012），早餐摄入频率（χ^2=13.409，P=0.001），吃西餐频率（χ^2=18.370，P=0.000），膳食中谷物、大豆摄入频率（χ^2=18.965，P=0.000），牛奶摄入频率（χ^2=11.751，P=0.003），甜饮料摄入频率（χ^2=7.844，P=0.049）。

本研究发现，每日睡眠时长短、睡觉时间晚、有偏食或挑食的习惯、父母不限制孩子吃零食、早餐吃得不规律、爱吃西餐、爱喝甜饮料都是5岁以下儿童发生营养不良的危险因素。而注重饮食平衡（无荤素偏好），摄入足够的谷物、大豆、牛奶是营养不良的保护因素。因此，应培养儿童好的饮食习惯，改善儿童膳食结果，建立良好的睡眠与休息规律，从而提高儿童的营养健康水平。

同时，研究发现对于生长迟缓，除了上述危险因素和保护因素外，纯母乳喂养以及适当补充铁、维生素、钙等营养制剂会降低生长迟缓发生的风险。

4.3.2.3　多因素分析。

（1）儿童营养不良影响因素分析。

以是否患有儿童营养不良为应变量，以儿童营养不良单因素分析中所有可能的影响因素为自变量进行多因素非条件 Logistic 回归分析，影响因素的赋值说明见表 4－10。

由表 4－11 可知，性别，家庭人均月收入，早产儿史，母亲职业，父亲职业，每日睡眠时长，偏食、挑食以及西餐、牛奶、谷物、大豆类食物摄入频率与儿童营养不良有关。其中女童，人均月收入超过 3000 元，父亲及母亲职业为行政人员、经商，谷物、大豆及牛奶摄入频率大于 1 次/周是儿童营养不良的保护因素；而早产儿，偏食、挑食，每晚睡觉时间晚，每日睡眠时长短，经常吃西餐是儿童营养不良的危险因素。

（2）儿童生长迟缓影响因素分析

以是否患有生长迟缓为应变量，以生长迟缓单因素分析中所有可能的影响因素为自变量进行多因素非条件 Logistic 回归分析，影响因素的赋值说明见表4－11。

由表 4－12 可知，年龄，性别，家庭人均月收入，低出生体重，腹泻史，父亲职业，纯母乳喂养史，每日睡眠时长，偏食、挑食以及大豆、谷物摄入频率与儿童生长迟缓有关。其中婴儿，女童，家庭人均月收入超过 3000 元，父亲及母亲职业为行政人员、经商，纯母乳喂养史，谷物、大豆摄入频率大于 1 次/周是儿童生长迟缓的保护因素；而低出生体重，经常腹泻，偏食、挑食，每晚睡觉时间晚是儿童生长迟缓的危险因素。

表 4－10　儿童营养不良、生长迟缓可能的影响因素赋值说明

因素	赋值说明
组别（结果变量）	营养不良 Y1（1：是　0：否）
	生长迟缓 Y2（1：是　0：否）
性别	男＝1　女＝0
年龄	连续型变量
是否早产儿	是＝1　否＝0
是否低体重儿	是＝1　否＝0

续表4－10

因素	赋值说明
是否患有呼吸系统疾病	是＝1　否＝0
是否经常腹泻	是＝1　否＝0
家庭人均月收入	①<3000元　②3000～5000元　③>5000元
母亲文化程度	1：初中及以下　2：高中　3：本科及大专　4：研究生及以上
父亲文化程度	1：初中及以下　2：高中　3：本科及大专　4：研究生及以上
母亲职业	1：工人　2：农民　3：行政人员　4：经商　5：其他
父亲职业	1：工人　2：农民　3：行政人员　4：经商　5：其他
是否纯母乳喂养	是＝1　否＝0
每日睡眠时长	1：<8小时/天　2：8～10小时/天　3：>10小时/天
每晚睡觉时间	1：10点以前　2：10点～12点　3：12点以后
家庭饮水来源	1：桶装水（饮水机）　2：自来水　3：井水　4：塘水　5：其他
是否偏食、挑食	是＝1　否＝0
是否补充营养剂	是＝1　否＝0
是否限制零食	是＝1　否＝0
荤素偏好	1：偏素　2：偏荤　3：无偏好
早餐摄入频率	1：偶尔　2：有时　3：经常
吃西餐频率	1：偶尔　2：有时　3：经常
膳食中是否包括谷物、大豆制品	1：<1次/周　2：1～2次/周　3：≥3次/周
牛奶摄入频率	1：<100毫升/天　2：100～250毫升/天　3：>250毫升/天
甜饮料摄入频率	1：从不　2：偶尔　3：有时　4：经常

表4－11　儿童营养不良影响因素多变量非条件Logistic回归分析

因素		系数	标准误	*Wald*	*P*	*OR*
性别		0.466	0.124	14.160	0.000	1.593
家庭人均月收入	<3000元			16.379	0.000	1.000
	3000～5000元	−0.287	0.191	2.245	0.134	0.751
	>5000元	−2.489	0.642	15.019	0.000	0.083

续表4－11

因素		系数	标准误	*Wald*	*P*	*OR*
早产儿		0.709	0.274	6.717	0.010	2.033
母亲职业	工人			9.404	0.052	1.000
	农民	0.497	0.421	1.395	0.238	1.644
	行政人员	−0.486	0.284	2.922	0.087	0.615
	经商	−0.580	0.369	2.472	0.116	0.560
	其他	0.342	0.442	0.598	0.439	1.408
父亲职业	工人			13.798	0.008	1.000
	农民	0.287	0.287	1.001	0.317	1.332
	行政人员	−1.022	0.382	7.153	0.008	0.360
	经商	−1.013	0.423	5.736	0.017	0.363
	其他	−0.382	0.439	0.757	0.384	0.682
每晚睡觉时间	10点以前			9.097	0.011	1.000
	10点～12点	0.397	0.138	8.289	0.004	1.487
	12点以后	−0.358	0.569	0.397	0.529	0.699
每日睡眠时长	<8小时/天			29.577	0.000	1.000
	8～10小时/天	−0.038	0.146	0.067	0.796	0.963
	>10小时/天	1.855	0.359	26.738	0.000	6.391
是否偏食、挑食		0.553	0.147	14.087	0.000	1.739
吃西餐频率	从不			20.671	0.000	1.000
	偶尔	−0.380	0.173	4.799	0.029	0.684
	有时	0.579	0.174	11.067	0.001	1.784
	经常	0.216	0.371	0.338	0.561	1.241
谷物、大豆摄入频率	<1次/周			5.950	0.051	1.000
	1～2次/周	−0.261	0.174	2.245	0.134	0.770
	≥3次/周	0.135	0.170	0.630	0.427	1.144
牛奶摄入频率	<1次/周			5.188	0.075	1.000
	1～2次/周	−0.319	0.150	4.545	0.033	0.727
	≥3次/周	−0.342	0.192	3.176	0.075	0.710

表 4—12 儿童生长迟缓影响因素多变量非条件 Logistic 回归分析

因素		系数	标准误	*Wald*	*P*	*OR*
年龄分组	0～1 岁（含 1 岁）组			8.915	0.063	1.000
	1～2 岁（含 2 岁）组	0.599	0.225	7.067	0.008	1.820
	2～3 岁（含 3 岁）组	0.630	0.240	6.890	0.009	1.878
	3～4 岁（含 4 岁）组	0.539	0.249	4.672	0.031	1.714
	4 岁以上组	0.443	0.250	3.144	0.076	1.558
性别	0.544	0.147	13.710	0.000	1.723	
家庭人均月收入	＜3000 元			13.436	0.001	1.000
	3000～5000 元	−0.400	0.224	3.198	0.074	0.670
	＞5000 元	−2.379	0.727	10.717	0.001	0.093
低体重儿		1.020	0.332	9.455	0.002	2.775
是否经常腹泻		0.526	0.289	3.318	0.069	1.692
父亲职业	工人			19.849	0.001	1.000
	农民	−0.058	0.226	0.066	0.797	0.943
	行政人员	−1.372	0.327	17.611	0.000	0.254
	经商	−0.409	0.353	1.342	0.247	0.665
	其他	−0.534	0.314	2.888	0.089	0.586
是否纯母乳喂养		−0.332	0.153	4.722	0.030	0.717
每晚睡觉时间	10 点以前			7.221	0.027	1.000
	10 点～12 点	0.418	0.158	6.988	0.008	1.519
	12 点以后	−0.167	0.646	0.067	0.796	0.847
是否偏食、挑食		0.478	0.173	7.656	0.006	1.612
谷物、大豆摄入频率	＜1 次/周			10.985	0.004	1.000
	1～2 次/周	−0.432	0.196	4.862	0.028	0.649
	≥3 次/周	0.188	0.178	1.116	0.291	1.207

4.4 讨论

4.4.1 5岁以下儿童营养健康现状

4.4.1.1 四川省5岁以下儿童营养状况

5岁以下儿童营养不良包括生长迟缓、低体重及消瘦。其中，生长迟缓反映儿童的慢性营养不良，低体重率常用作营养不良患病率判定依据，消瘦则用来反映近期急性儿童营养不良状况。本研究显示，2013年四川省5岁以下儿童总营养不良患病率为10.03%，其中生长迟缓、低体重、消瘦的患病率分别为7.26%、2.74%、2.87%。

5岁以下儿童生长迟缓率略低于2010年全国的9.9%和中西部50个县的30.23%。5岁以下儿童低体重率低于2010年全国的3.6%，而消瘦率低于2009年中国贫困地区的消瘦率3.7%。以上比较结果说明，近些年来，随着四川省社会经济和妇幼卫生事业迅速发展，儿童的生存环境及营养状况得到有效改善。《四川儿童发展纲要（2011—2020年）》对于5岁以下儿童营养的要求是“5岁以下儿童生长迟缓率控制在7%以下，低体重率控制在5%以下”。本次调查结果显示，5岁以下儿童低体重率已达到了该纲要要求，5岁以下儿童生长迟缓率略高于目标要求，可见5岁以下儿童处于急、慢性营养不良状态者较少，儿童营养状况整体较好，国家和政府出台的一系列儿童营养改善策略及措施已初显成效。

4.4.1.2 四川省不同年龄段儿童营养状况差异显现

研究报道在36个营养不良负担最高的国家中，儿童出生后第2年生长迟缓患病率迅速增加，12月龄时达到40%，24月龄时达54%，36月龄时增加至58%。本次调查发现不同年龄段儿童的生长发育迟缓、低体重率及消瘦发生率差异有统计学意义（$P<0.05$）。2～3岁（含3岁）组儿童生长迟缓率最高（10.76%），其次为1～2岁（含2岁）组儿童（9.84%），3岁后略有下降；低体重率在1岁后开始上升，2～3岁（含3岁）组儿童低体重率最高（4.53%）；消瘦率婴儿组最高（3.68%），而后随年龄增加有所降低，至4岁后又有所增加（3.23%）。由此可见，1～2岁是生长迟缓及低体重发生的高峰期，这可能是由于在母乳喂养的同时未能进行及时的营养良好的辅食添加。这一时期婴幼儿生长发育较快，营养需求相对较大，单纯的母乳喂养已不能满足儿童需要。如果家长缺乏科学喂养知识，未能进行及时的辅食添加或添加不当，都有可能引起婴幼儿营养不良。研究显示，在食物充足的儿童中，辅食添加的教育能够使儿童年龄别身高评分增加0.25，而对食物缺乏的儿童提供辅食（有或无教育）能够使年龄

别身高评分增加0.41。

4.4.1.3　四川省5岁以下儿童营养状况存在城乡差异

四川省城市和农村5岁以下儿童营养不良患病率存在明显的差异，农村5岁以下儿童营养不良患病率高于城市（分别为12.18%、5.31%）。同样的现象也见于各种营养不良的患病率：农村儿童生长迟缓率几乎是城市儿童的2倍（分别为8.67%、4.15%），农村儿童的低体重率及消瘦率（分别为3.36%和3.75%）均高于城市儿童（分别为1.36%和0.96%），低体重率和消瘦率城乡间的差异也存在统计学意义。

2000年中国不同地区5岁以下儿童营养不良研究结果显示，城市儿童低体重率、生长迟缓率分别为3.0%、2.9%，一般农村儿童低体重率、生长迟缓率分别为10.2%、15.1%，贫困农村儿童低体重率、生长迟缓率分别为21.0%和30.7%。2006年调查结果显示，全国儿童生长迟缓率农村是城市的5.3倍（分别为11.7%、2.2%），儿童低体重率农村为城市的4.6倍（分别为6.9%、1.5%）。2002年全国农村5岁以下儿童消瘦率高于城市（分别为2.7%、1.8%）。各种调查结果显示，农村地区5岁以下儿童营养不良发生率明显高于城市，四川省调查结果与上述研究相符，可见在全国和四川各地，农村地区都是儿童营养不良预防和干预工作的重点和难点。

儿童生长发育与居住地的地理环境密切相关。一方面，农村地区普遍较为偏远，交通不方便，食物生产及运输困难，导致家庭食物资源匮乏及品种单一，造成农村地区儿童营养不良患病率高于城市。另一方面，近年来，随着我国城市化进程加速，越来越多的农村人口涌向城市，这进一步加大了农村儿童营养和健康状况改善工作的难度。留守儿童的监护人文化水平相对较低，绝大部分监护人年龄大，缺乏儿童营养与喂养知识，尤其是隔代抚养的老人易对孙辈过分溺爱，同时老人自身由于生理功能和生活能力减退，没有足够精力和能力照顾留守儿童，更易发生喂养存在随意性和缺乏指导等问题。留守儿童生长发育状况难以得到足够重视。四川省是一个农业大省，农村人口占总人口的比重大，只有采取有效措施提高这一人群身体素质，才能进一步全面提高全省人民的身体素质。

4.4.1.4　5岁以下儿童营养过剩问题凸显

本次调查显示，5岁以下儿童超重率和肥胖率分别为12.93%、5.17%，超重率高于2005年全国5岁以下儿童5.3%的水平，肥胖率高于2005年全国0～6岁儿童2.0%的水平。这一结果提示在面临营养不良问题的同时，也应注意到超重和肥胖的双重压力。

据WHO报道，2005年全球至少有2000万超重的5岁以下儿童，超重和肥胖同时成为一个全球重要的儿童健康问题。本次调查结果显示，婴儿组肥胖率和超重率（分别为10.43%、16.54%）高于其他年龄组。婴儿组较易发生营养过剩，这一方面与孕期保健和营养改善有关，另一方面家长为保证婴儿营养，大量补充乳制品也可能是原因之一。这提示我们可结合不同年龄阶段儿童生长发育特点，制定相应的膳食指南，通过开展群众性营养知识的健康教育，使大众拥有相关的营养意识，掌握科学喂养知识和技能，同时对基层儿童保健工作者进行定期培训，从而进一步改善婴幼儿的营养不良和营养过剩状态。

4.4.2 个体水平生态学影响因素

4.4.2.1 单因素分析结果

通过对5岁以下儿童营养不良和生长迟缓的个体生物因素，家庭环境因素，饮食、睡眠与运动因素进行单因素分析，研究者发现两者的影响因素基本一致。

（1）个体生物因素：本研究显示男童较女童更易发生营养不良和生长迟缓，婴儿生长迟缓的发生风险较小，疾病史尤其是患呼吸系统疾病或者经常腹泻，早产儿或低出生体重将会增加营养不良和生长迟缓的风险，这与相关研究报告一致。

（2）家庭环境因素：本研究显示家庭人均月收入较高是5岁以下儿童营养不良和生长迟缓的保护因素，家庭人均月收入大于5000元的儿童相对较少发生营养问题。母亲和父亲的文化程度低的儿童较易发生营养不良和生长迟缓。同时，父亲和母亲的职业对儿童的营养水平也会产生影响，父亲和母亲的职业为农民或工人的儿童发生营养不良的风险相对较大。

（3）饮食、睡眠与运动因素：本研究显示每日睡眠时长短，每晚睡觉时间晚，偏食、挑食，不限制零食，早餐不规律，爱吃西餐，爱喝甜饮料都是5岁以下儿童发生营养不良的危险因素。而注重饮食平衡（无荤素偏好），摄入足够的谷物、大豆、牛奶是营养不良的保护因素。因此，应培养儿童良好的饮食习惯，改善儿童膳食结构，建立良好的睡眠与休息规律，从而提高儿童的营养健康水平。

同时，研究发现，除了上述危险因素和保护因素外，纯母乳喂养以及适当补充铁、维生素、钙等营养制剂会降低生长迟缓发生的风险。

5岁以下儿童营养不良个体水平影响因素见表4－13。

表4－13 5岁以下儿童营养不良个体水平影响因素

因素	总营养不良	生长迟缓
性别	√	√
年龄		√

续表4－13

因素	总营养不良	生长迟缓
是否早产儿	√	√
是否低体重儿		√
是否患有呼吸系统疾病	√	√
是否经常腹泻	√	√
家庭人均月收入	√	√
母亲文化程度	√	√
父亲文化程度	√	√
母亲职业	√	√
父亲职业	√	√
是否纯母乳喂养		√
每日睡眠时长	√	√
每晚睡觉时间	√	√
家庭饮水来源	√	√
是否偏食、挑食	√	√
是否补充营养剂		√
是否限制零食	√	√
荤素偏好	√	
早餐摄入频率	√	√
吃西餐频率	√	√
膳食中是否包括谷物、大豆制品	√	√
牛奶摄入频率	√	√
动物血摄入频率	√	
甜饮料摄入频率	√	√

4.4.2.2　多因素分析结果

本研究分别以是否患有儿童营养不良和生长迟缓为应变量，以单因素分析中所有可能的影响因素为自变量进行多因素非条件 Logistic 回归分析，结果如下：

（1）性别因素的影响：研究显示，男童生长迟缓率、低体重率、消瘦率（8.05％、3.17％、3.33％）均略高于女童（6.41％、2.28％、2.38％），同时男童肥胖率和超重率也高于女童，且差异有统计学意义。据报道，海南省农村5岁以下男童生长迟缓率、低体重率及消瘦率高于女童。2006 年全国九城市针对儿童单纯性肥胖的研究结果显示，男童超重、肥胖的检出率高于女童。

（2）疾病史的影响：任何急、慢性疾病对儿童的营养不良作用明显。如果儿童长期处于患病状态，可引起食欲减退使营养素摄入减少，部分肠道寄生虫病也会影响营养素的吸收和利用。同时，疾病状态会消耗更多的营养素，从而造成儿童营养不良的发生。本研究也显示经常腹泻是儿童发生生长迟缓的危险因素（*OR*＝1.69）。同时，研究显示出生时如为早产儿、低体重儿，罹患营养不良的风险将会增大。因此，加强对儿童常见病的防治工作，减少儿童腹泻等常见病的发生，加强儿童保健，将会有效降低儿童营养不良的发生率。

（3）家庭环境的影响：家庭是 5 岁以下儿童成长和活动的主要场所。家庭环境因素与儿童营养状况及健康水平紧密相关。本研究显示，家庭人均月收入超过 3000 元，父亲及母亲职业为行政人员、经商，儿童发生营养不良的风险减小。这可能是因为家庭环境越好，父亲母亲职业越稳定，家庭成员越有足够的人力、财力及社会能力获得食物，那么儿童就越能获取充足优质的食物资源。同时，这样环境中的家庭成员学习吸收和运用相关营养知识及卫生保健知识较多，更易有良好的儿童保健意识以及更科学的儿童喂养与护理行为，从而对儿童营养状况产生积极而深远的影响。

（4）睡眠及饮食习惯的影响：良好的睡眠和饮食习惯是儿童营养不良的保护因素，每晚睡觉时间晚，每日睡眠时长短，偏食、挑食，经常吃西餐是儿童营养不良的危险因素。睡眠及饮食习惯不好的儿童可能会出现体重不增、营养素缺乏及认知能力下降等问题。多种因素可能造成这些不良习惯的形成，如缺乏正确的喂养知识、家长的不良示范、溺爱等。研究表明，父母和儿童的互动与饮食习惯相辅相成，互动不良则可能出现不良饮食行为，而饮食行为问题会进一步恶化父母与儿童的互动。

（5）母乳喂养的影响：母乳是 6 个月以内婴儿的最理想食物。母乳中富含婴儿生长需要的各种营养素，矿物质比例适宜、易于吸收。母乳中还有大量免疫物质，有利于增强婴儿免疫力，减少婴幼儿湿疹等过敏现象。同时，母乳喂养可以使母子关系更加密切，婴儿能经常得到母亲的爱抚将有利于他们的生长发育，并且便于母亲及时发现问题并处理等。本研究显示，对婴儿进行纯母乳喂养，能够减少儿童生长迟缓发生的风险。值得注意的是，随着社会竞争压力加大，生活节奏加快，产妇就业压力增大，有时不得不提前结束母乳喂养返回工作岗位，这将对婴儿的营养状况带来不利影响。因此，应进一步加大对母乳喂养的健康教育和政策保障，提高纯母乳喂养率。

（6）膳食结构的影响：合理均衡的膳食对儿童营养水平和生长发育均起着重要作用。随着生活水平的提高，人们容易忽视粮食和蔬菜的作用，而倾向于选择动物性食品和精细食品。富振英等的研究发现，婴幼儿生长发育中谷类食物起着非常重要的作用。本研究也显示，谷物、大豆摄入频率大于1次/周是儿童生长迟缓的保护因素。豆制品是优质植物蛋白的重要来源。因此要加强对家长的教育宣传，使其合理搭配膳食，不因过于重视肉、蛋、鱼等动物性食品而破坏儿童膳食的均衡性，科学补充豆类等优质食品。

5　5 岁以下儿童营养不良群体水平影响因素的研究（以四川省为例）

在上一章中，通过开展收集个体病例的流行病学调查资料，笔者分析了 5 岁以下儿童营养不良的相关影响因素。但是这类针对个体病例的病例对照研究主要针对个体水平的危险因素，仅关注个体病例，存在局限性。应注意到疾病的发生发展以及转归等离不开它所处的生态学环境。研究显示，不同国家和地区 5 岁以下儿童营养与健康水平呈现一定的空间变异性，这提示不同区域的生态学影响因素对儿童的营养与健康水平的影响是不同的（如社会经济文化、医疗卫生服务、气候环境等）。但是个体水平上的病例对照研究难以分析这些群体水平影响因素的作用，因此需要采用生态学研究方法。

生态学研究（Ecological Study）是描述性流行病学研究的一种类型，它是以群体为观察和分析单位，在群体水平上研究某种暴露因素和疾病之间的关系，通过描述不同人群中某因素暴露状况和疾病的频率，分析该暴露因素和疾病间的关系。生态学研究最基本的特征是以群体为单位收集疾病或健康状态以及对应的暴露因素资料，而不是以个体为单位。因此，在结合前面个体水平研究的基础上，从群体水平上探讨 5 岁以下儿童营养不良的影响因素（生态学影响因素）对于公共卫生应对和预防控制具有非常重要的意义，并可为儿童营养健康水平区域化控制策略的制定提供指导依据。

5.1　目的

基于以上分析，拟定以下研究目的：

（1）利用探索性因子分析方法，提取自然气候环境因素潜变量因子，寻找自然环境因素的内在联系。

（2）利用探索性因子分析方法，提取社会环境因素潜变量因子（包括经济、教育、卫生资源），探寻社会因素间的内在联系。

（3）利用探索性因子分析方法，提取健康服务水平潜变量因子，研究各地区健康服务及健康结果因素间的联系。

（4）通过构建各生态影响因素与5岁以下儿童营养不良水平间的复杂生态学路径关系，探寻自然、社会及人文环境对儿童营养水平的间接与直接影响，为儿童营养不良的干预与控制提供生态学研究线索。

5.2　对象与方法

5.2.1　资料来源

儿童营养不良患病情况、产儿科服务能力情况来自2013年横断面调查。

妇幼健康服务水平资料来自全国妇幼卫生年报。全国妇幼卫生年报是国家的法定工作报表，用于了解妇女儿童的健康状况和享有的医疗保健服务情况，按照属地管理原则依靠三级保健网（村、乡、县）逐级上报。为准确收集相关数据，四川省于2007年统一了基础登记册，建立了孕产期和儿童保健管理相关个案台账，并通过规范执行省、市、县三级质量控制确保数据质量。

妇幼保健机构发展情况来自“全国妇幼保健机构资源与运营情况调查”。

自然气候及社会经济，文化教育，交通、通信及幼儿园等相关资料来自《四川统计年鉴》《四川卫生统计年鉴》。《四川统计年鉴》是一部全面反映四川省经济和社会发展情况的综合性统计资料年刊，收录了全省和各市（州）、县（市、区）经济和社会各方面的大量统计数据，教育、金融、文化等数据均由相关部门提供。《四川卫生统计年鉴》是一部全面反映四川省卫生事业发展情况和居民健康状况的资料性年刊，系统地收录了全省的卫生统计数据。

5.2.2　资料整理

5.2.2.1　儿童营养不良指标

营养不良包括低体重、生长迟缓、消瘦。国际上常用5岁以下儿童低体重作为营养不良患病判定的依据。因此本研究选取该指标作为营养不良水平的反应变量。

5.2.2.2　生态学影响因素指标

本研究收集了2013年四川省各区（县）儿童营养不良相关生态学影响因素，主要包括以下几方面的指标。

（1）地貌与人口：地形、海拔、辖区人口数、辖区面积。

（2）气候环境：地区年平均气温、全年降水量、年平均相对湿度、全年日照时数。

（3）经济水平：各地人均GDP、城镇居民可支配收入、农村居民人均纯收入、地方公共财政收入、地方公共财政支出。

（4）卫生资源：地区医院、卫生院个数，医院、卫生院床位数，医院、卫生院人员数及其中的医生数，卫生防疫人员数等。

（5）妇幼健康服务水平：孕产妇死亡率、婴儿死亡率、住院分娩率、孕产妇系统管理率、儿童系统管理率、新生儿访视率。

（6）妇幼健康服务能力：助产机构床位数及其中的儿科、产科床位，儿科医生数，助产人员数，儿保年门诊量，妇保年门诊量，妇幼保健机构业务用房面积，妇幼保健机构业务收入，妇幼保健机构职工总数。

（7）交通、通信及社会福利：公路里程、移动电话用户数、社会福利院个数、社会福利院床位数。

（8）幼儿教育资源：幼儿园的数量以及师资力量等。

5.2.2.3 数据缺失处理

（1）填补缺失值：通过查阅各地统计年鉴、卫生统计年鉴、万方医学数据库、现有报告和文献、网络查询等途径填补部分缺失值；依照临近填补原则，补充部分区（县）气候资料的缺失值，如以临近区（县）数据估计，若无临近区（县）则以所属市的平均值估计。

（2）删除变量：某些影响因素资料缺失值过多而又无从填补，在以下分析中将其剔除。

5.2.3 统计分析方法

5.2.3.1 秩相关分析

秩相关分析是一种非参数统计方法，又称为等级相关分析。它适用于等级资料的相关分析，还可以用于不服从双变量正态分布或者总体分布未知的资料。

Spearman 等级相关的基本思想是对不符合正态分布的资料或等级资料，不用其原始数据计算相关系数，而是将变量的原始观察值分别由小到大进行编秩（编秩的方法与秩和检验相同），然后用两变量的秩次计算等级相关系数。由于本研究中的 5 岁以下儿童营养不良患病率指标服从偏态分布，故采用此法计算 Spearman 相关系数，分析儿童营养不良患病率与影响因素间的关系。

5.2.3.2 因子分析

因子分析（Factor Analysis）是用来寻找那些隐藏在可测变量中无法直接观察到却影响或支配可测变量的潜在因子，并估计潜在因子对可测变量的影响程度以及潜在因子之间关联性的一种多元统计分析方法。从目的上看，因子分析可分为探索性因子分析（Exploratory Factor Analysis，EFA）和验证性因子分析（Confmnatory Factor Analysis，CFA）。

探索性因子分析是一项用来找出多元观测变量的本质结构并进行降维处理的分析方法。因此，探索性因子分析能够将具有错综复杂关系的变量综合为少数几个核心因子。本研究利用探索性因子分析寻找儿童营养不良和影响因素的核心因子，从而为进一步定义两者之间的关系奠定基础。

探索性因子分析的具体步骤如下。

（1）收集整理资料，并对资料进行方法学适用性判断：①Bartlett球形检验（Bartlett's Test of Sphericity）：用于检验相关矩阵是否为单位阵，即各变量是否相互独立。如果检验结果不拒绝零假设（$P>0.05$），则应考虑因子分析方法的适用问题。②KMO统计量（Kaiser-Meyer-Olkin Measure of Sampling Adequacy）：测量变量之间的简单相关系数与偏相关系数的一个相对指数，用于探查变量间的偏相关性是否足够小。KMO取值范围在0到1之间，该指标越大说明因子分析的效果越好。KMO>0.9时，因子分析的效果最佳，KMO>0.7时，效果尚可，若该值小于0.5则不适宜做因子分析。

（2）根据资料求得相关系数矩阵或协方差矩阵。

（3）确定潜在因子：采用“特征根大于1”或者“因子累计方差贡献率大于70%”的原则确定待提取的潜在因子。在实际研究中，常将两项原则结合起来考虑，从而提取有实际意义的潜在因子。

（4）提取潜在因子：提取方法有极大似然法、主成分法、加权最小平方法等，其中比较常用的是主成分法。

（5）因子旋转：通过某种旋转使因子结构趋近于可以合理解释的方向，从而能够更清楚地显示出每个潜在因子对哪个指标影响最大。因子旋转的方法有正交旋转及斜交旋转等。

（6）解释因子结构：潜在因子的实际意义可以通过其所支配的具有较大因子载荷的指标的含义来解释。

5.2.3.3　PLS路径模型分析

针对本研究数据不服从正态分布、样本量小且变量间存在一定共线性的特点，笔者用基于偏最小二乘（Partial Least Squares，PLS）的结构方程模型（SEM），建立5岁以下儿童营养不良水平生态学影响因素的PLS路径模型（Partial Least Squares Path Modeling，PLS-PM）探讨社会宏观环境、卫生发展状况、妇幼卫生服务能力等对儿童营养不良的综合潜在影响，分析儿童营养不良及其影响因素间的复杂生态学路径关系，为儿童营养不良的流行病学监测和有效防控提供生态流行病学依据。

基于PLS的SEM建模（PLS路径模型），是由瑞典统计学家Herman Wold等提出的基于成分估计的分析技术（Component-based Estimation Procedure）。该方法对数据没有严格假定（如多元正态分布、独立、等方差等），因此又被称为“软模型”（Soft Modeling）。SEM求解的另一种方法是基于协方差结构的分析方法，又称LISREL法（Linear Structural Relations），其包括极大似然估计（Maximum Likelihood，ML）、广义最小二乘（Generalized Least Squares，GLS）估计和非加权最小二乘（Unweighted Least Squares，ULS）估计等。因为这些方法大多要求变量服从多元正态分布，因此又被称为“硬模型”（Hard Modeling）。

PLS法和LISREL法都采用结构方程路径图作为模型图形表示，模型中既包含可直接观测的显变量（测量变量），又包含无法直接观测的潜变量。其外部模型中，均假设测量变量与其潜变量和误差项之间为线性关系，而内部模型的表达形式一样。但这两种方法在数据的分布假设、原理、目的、检验方法、估计顺序以及模型识别等多方面都有所不同，有不同的适用范围。概括来说，PLS法尤其适用于数据为偏态分布、小样本、模型中有构成型潜变量、较大较复杂的SEM、关注潜变量估计值等情况，而LISREL法更适用研究者较为关注不同样本间参数估计比较、模型的参数估计值大小等情况。虽然两种方法各有千秋，分别适用于不同的研究情况，但从实用角度而言两者是互补的。

本研究在资料整理及预处理过程中发现，5岁以下儿童营养不良患病率及其生态学影响因素资料均呈偏态分布，不符合多元正态分布要求，同时本研究样本量不大且影响因素变量间存在一定的共线性，故认为PLS路径模型更适合本研究资料。

PLS路径模型由测量模型（Measurement Model）和结构模型（Construct Model）两部分组成。

（1）测量模型。

测量模型也称外部模型（Outer Model），用于描述测量变量与其对应的潜变量之间的关联关系。按照测量变量和潜变量间关系的特点，测量模型有反映型模型（Reflective Model）、构成型模型（Formative Model）和MIMIC模型。

反映型模型：在反映型模型中，潜变量被看作是主动的，而测量变量是被动的，同时测量变量受到其所属潜变量的影响。每一个测量变量都和唯一的潜变量相关联。潜变量表现为测量变量的公共因子，其模型表达式为：

$$\chi_{jh} = \lambda_{jh}\xi_J = \varepsilon_{jh}$$

构成型模型：在构成型模型中，测量变量被看作是主动的，而潜变量是被动的，且测量变量在一定程度上决定了潜变量。潜变量表现为测量变量与其随机误差的线性组合，即：

$$\xi_j = \sum \omega_{jh}\chi_{jh} + \delta_j$$

在测量模型中，对于仅有单一测量变量的潜变量，其与严格意义上的潜变量有一定的差异，在PLS路径模型中一般采用构成型模型表达其与测量变量间的关系。

MIMIC 模型：若测量模型中既有反映型模型，又有构成型模型，则称其为 MIMIC 模型。对该种模型的处理可参照反映型模型和构成型模型的相关方法。

（2）结构模型。

结构模型也称内部模型（Inner Model），用于描述潜变量之间的相互影响和结构关系。其模型表达式为：

$$\xi_j = \sum_{i \neq j} \beta_{ji} \xi_i = \nu_j$$

（3）PLS 路径模型的构建。

PLS 路径模型的构建主要包括潜变量及载荷系数（Loading）的估计和潜变量之间路径系数（Path Coefficient）的估计。

PLS 路径模型中潜变量的估计：标准化潜变量的外部估计、标准化潜变量的内部估计、外部权重的估计。

PLS 路径模型参数的估计：PLS 的目的是使测量模型与结构模型的误差项达到最小化。利用反复迭代得到的潜变量估计值，可以选用 OLS 回归估计结构方程测量模型与结构模型的参数（路径系数），但如果潜变量间存在严重共线性，应选用 PLS 回归进行模型参数估计。

（4）PLS 路径模型的验证。

PLS 路径模型的验证主要包括模型参数估计的有效性和内外部方程预测能力的评价。本研究利用 SmartPLS 2.0 软件进行 PLS 路径模型分析。该软件是德国汉堡大学 Ringlc、Will 和 Wendc 于 2005 年开发的，是根据 Lohmoller 运算法则设计的。它采用 Bootstrap 方法对模型中估计出的参数（路径系数和载荷系数）进行假设检验，即检验潜变量与其相应的测量变量之间以及潜变量之间的系数是否具有统计学意义。对模型预测能力的评价包括测量模型的效果评价和结构模型预测能力的评价。

5.3 结果

5.3.1 调查区（县）基本情况

5.3.1.1 调查区（县）地理、人口、气候环境情况

调查区（县）中 A 市 A 区、N2 市为平原，N9、N10 为高原，其他区（县）多为丘陵、山地。调查区（县）中 D 市 D 区人口最多，为 125.60 万人，N9 人口最少，仅 8.30 万人。而辖区面积以 N9 最大，为 12000 平方公里，A 市 A 区最小，为 111 平方公里。调查地区年平均气温以 N1 最高，为 21℃，N9 最低，

仅为6.70℃，其余地区差别不大，多为16～18℃。调查区（县）地理、人口及气候环境情况见表5-1。

表5-1 调查区（县）地理、人口及气候环境情况

区（县）	年末户籍总人口（万人）	辖区面积（平方公里）	人口密度（人/平方公里）	年平均气温（℃）	年降水量（毫米）	年平均相对湿度（%）	全年日照时数（小时）
A区	66.00	111	5967	15.90	1003	74	926
B区	45.80	400	1145	18.00	605	71	970
N1县	20.90	3344	63	21.00	538	52	2802
N2市	50.60	1245	406	16.00	772	78	933
N4县	90.40	2414	374	17.90	765	80	1326
N5县	57.00	1375	415	17.50	769	78	957
C区	53.30	388	1375	17.40	647	81	1134
N3县	102.20	2946	347	18.40	644	71	1052
D区	125.60	1536	818	17.70	893	75	1422
N6县	55.50	734	756	17.20	893	72	1225
N7县	79.30	2330	340	16.40	1222	70	1276
N8县	11.10	4075	27	11.00	802	62	2139
N9县	8.30	12000	7	6.70	842	69	1693
N10县	18.60	1531	122	17.30	558	56	2357

5.3.1.2 调查区（县）经济水平及卫生资源情况

调查区（县）经济水平见表5-2。由表5-2可见，A区、N1县、D区人均GDP较高（分别为50733元、42731元、35182元），N9县、N7县、N10县人均GDP较低（分别为5670元、12922元、13155元）。调查区（县）经济水平地区差异明显，A区人均GDP几乎为N9县的9倍。城镇居民可支配收入和农村居民人均纯收入的趋势与人均GDP相近。地方公共财政与支出略有不同，N2市的地方公共财政收支较高，而B区的地方公共财政收支较低。

表5-2　调查区（县）经济水平

区（县）	人均GDP（元）	城镇居民可支配收入（元）	农村居民人均纯收入（元）	地方公共财政收入（万元）	地方公共财政支出（万元）
A区	50733	21085	12029	348874	385557
B区	35182	14848	5750	13506	94368
N1县	42731	17341	6989	61165	125494
N2市	31079	19327	8689	113667	212966
N4县	15335	16053	6567	48390	214215
N5县	21053	16814	6853	34047	149612
C区	31041	16769	6531	18602	116245
N3县	17246	16840	6956	47518	221398
D区	22449	18410	6017	48341	278779
N6县	18088	14842	6694	26010	150319
N7县	12922	15171	4839	23525	256986
N8县	20434	17922	4620	14166	85932
N9县	5670	11490	2930	1716	68644
N10县	13155	14150	3134	13573	101637

调查区（县）内共有483个卫生机构。这些卫生机构共有25932张床位，卫生人员22683人（其中医生9717人），卫生防疫人员830人。平均每所卫生机构有床位54张，卫生人员47人（其中医生20人）。调查区（县）卫生水平见表5-3。

表5-3　调查区（县）卫生水平

区（县）	医院、卫生院个数/辖区面积	医院、卫生院床位数/辖区面积	医院、卫生院人员/辖区面积	医院、卫生院医生/辖区面积	卫生防疫人员/辖区面积
A区	0.26	41.30	47.12	18.04	1.65
B区	0.07	3.85	3.93	1.41	0.06
N1县	0.01	0.19	0.13	0.06	0.01
N2市	0.03	2.06	1.59	0.75	0.05
N4县	0.02	1.06	0.65	0.27	0.02
N5县	0.03	1.21	0.90	0.37	0.02

续表5-3

区（县）	医院、卫生院个数/辖区面积	医院、卫生院床位数/辖区面积	医院、卫生院人员/辖区面积	医院、卫生院医生/辖区面积	卫生防疫人员/辖区面积
C区	0.08	8.80	7.35	2.67	0.15
N3县	0.01	0.82	0.51	0.23	0.02
D区	0.04	1.77	1.84	0.80	0.08
N6县	0.02	1.20	1.40	0.73	0.12
N7县	0.03	0.86	0.72	0.43	0.02
N8县	0.01	0.07	0.07	0.04	0.01
N9县	0.00	0.01	0.01	0.00	0.00
N10县	0.02	0.35	0.22	0.12	0.02

5.3.1.3 调查区（县）妇幼卫生水平及服务能力情况

（1）妇幼健康水平。

调查区（县）中N10县、N1县、N9县婴儿死亡率较高（分别为16.62‰、13.53‰、12.17‰），B区、N6县、D区婴儿死亡率较低（分别为3.96‰、2.69‰、1.34‰）。住院分娩率除N10县、N9县、N8县外（分别为53.43%、60.71%、89.44%），其余地区均在95%以上。孕产妇系统管理率、儿童系统管理率及新生儿访视率同样是N10县、N9县、N8县三个县较低。调查区（县）妇幼健康水平见表5-4。

表5-4 调查区（县）妇幼健康水平

区（县）	孕产妇死亡率（/10万）	婴儿死亡率（‰）	住院分娩率（%）	孕产妇系统管理率（%）	儿童系统管理率（%）	新生儿访视率（%）
A区	0.00	4.42	100.00	96.95	97.47	100.00
B区	33.00	3.96	99.97	97.72	95.41	98.35
N1县	43.63	13.53	99.65	93.98	90.40	99.13
N2市	0.00	4.26	100.00	97.04	96.87	97.27
N4县	24.17	6.77	99.48	90.59	84.17	91.99
N5县	40.40	6.67	99.62	90.53	94.15	94.12
C区	20.65	5.78	99.86	90.77	88.82	97.77
N3县	0.00	6.13	99.75	96.25	96.52	96.02

续表5－4

区（县）	孕产妇死亡率（/10万）	婴儿死亡率（‰）	住院分娩率（%）	孕产妇系统管理率（%）	儿童系统管理率（%）	新生儿访视率（%）
D区	19.16	1.34	96.82	99.41	97.96	99.39
N6县	20.66	2.69	99.63	90.89	88.08	96.12
N7县	20.47	6.76	99.77	97.15	93.97	98.89
N8县	0.00	7.65	89.44	61.06	57.93	81.48
N9县	0.00	12.17	60.71	16.06	4.17	60.71
N10县	73.86	16.62	53.43	56.35	23.54	14.59

（2）产儿科服务能力。

调查区（县）共有242个助产机构。这些助产机构共有26099张床位，其中儿科床位1336张，产科床位2159张。助产机构内有儿科医生405人，助产人员1325人，儿保年门诊量为638361人次，妇保年门诊量为554328人次。调查区（县）产儿科服务能力（1）见表5－5。

平均每所助产机构108张床位中，仅有儿科床位6张，产科床位9张。平均每所助产机构儿科医生和助产人员也很少，分别为2人、5人。调查区（县）产儿科服务能力（2）见表5－6。

表5－5　**调查区（县）产儿科服务能力**（1）

区（县）	儿科床位数（张）	产科床位数（张）	儿科医生数（人）	助产人员数（人次）	儿保年门诊量（人次）	妇保年门诊量（人次）
A区	47	159	40	170	52557	10430
B区	90	151	32	165	24000	5500
N1县	110	43	8	46	18000	4120
N2市	50	137	41	181	3471	5669
N4县	50	300	10	136	83942	57958
N5县	137	165	42	75	28246	6366
C区	124	203	42	46	17570	9896
N3县	152	296	58	156	300480	41000
D区	88	272	45	139	24000	53200
N6县	234	150	43	35	2046	4053
N7县	95	181	21	95	68875	333566

续表5-5

区（县）	儿科床位数（张）	产科床位数（张）	儿科医生数（人）	助产人员数（人次）	儿保年门诊量（人次）	妇保年门诊量（人次）
N8 县	24	32	11	17	14604	21953
N9 县	10	18	5	12	163	267
N10 县	125	52	7	52	407	350

表 5-6　调查区（县）产儿科服务能力（2）

区（县）	每所助产机构儿科床位数（张）	每所助产机构产科床位数（张）	每所助产机构儿科医生数（人）	每所助产机构助产人员数（人）	每所助产机构儿保年门诊量（人次）	每所助产机构妇保年门诊量（人次）
A 区	20	6	5	21	6570	1304
B 区	30	18	6	33	4800	1100
N1 县	2	6	0	2	900	206
N2 市	9	3	3	12	231	378
N4 县	13	2	0	6	3650	2520
N5 县	10	9	3	5	1765	398
C 区	41	25	8	9	3514	1979
N3 县	9	5	2	5	9390	1281
D 区	11	4	2	6	1000	2217
N6 县	13	20	4	3	171	338
N7 县	4	2	0	2	1565	7581
N8 县	11	8	4	6	4868	7318
N9 县	1	0	0	0	6	10
N10 县	7	18	1	7	58	50

（3）妇幼保健机构发展情况。

调查区（县）妇幼保健机构中 N2 市妇幼保健院、A 区妇幼保健院、N7 县妇幼保健院业务用房面积较大（分别为 10631m^2、10183m^2、9680m^2），N6 县妇幼保健院、N9 县妇幼保健院、D 区妇幼保健院业务用房面积较小（分别为 1000m^2、825m^2、667m^2）。A 区妇幼保健院的职工总数和业务收入均最大（分别为 281 人、8570 万元），N9 县妇幼保健院的职工总数和业务收入均最小（分别为 12 人、29 万元）。各个妇幼保健机构的人财物指标差异明显。

5.3.1.4　调查区（县）交通、通信及社会福利情况

调查区（县）交通、通信及社会福利情况见表5-7。由于不同区（县）内辖区面积及人口数不同，因此以综合指标计算各地分布情况方便比较。各地区辖区内公路里程密度差异明显，最大的为C区（每平方公里面积内分布有2.36公里公路），而N9县该指标仅为0.10。通信设施也以城区较好，N1县、N9县及N10县等民族地区的移动电话用户密度较小。福利设施同样呈现此趋势，以N9县为例，近6000平方公里面积内仅有1个社会福利院，床位也非常稀缺。

表5-7　调查区（县）交通、通信及社会福利情况

区（县）	公路里程（公里）	移动电话用户数（户）	社会福利院个数（个）	社会福利院床位数（张）
A区	173	541600	3	960
B区	776	379500	17	1000
N1县	1781	81171	11	1182
N2市	1497	388049	21	2963
N4县	2112	447739	29	3153
N5县	1489	358394	28	1895
C区	915	350809	20	1559
N3县	3717	459910	35	2964
D区	2701	567837	66	4522
N6县	1589	220305	17	1479
N7县	3029	405519	21	1882
N8县	939	85904	2	430
N9县	1161	30497	2	115
N10县	1436	48655	1	384
区（县）	公路里程/辖区面积（公里/平方公里）	移动电话用户数/辖区人口数	社会福利院个数/每百平方公里（个/100平方公里）	社会福利院床位数/辖区面积（张/平方公里）
A区	1.56	0.82	2.71	8.68
B区	1.94	0.83	4.25	2.50
N1县	0.53	0.39	0.33	0.35
N2市	1.20	0.77	1.69	2.38
N4县	0.87	0.50	1.20	1.31

续表5－7

区（县）	公路里程/辖区面积（公里/平方公里）	移动电话用户数/辖区人口数	社会福利院个数/每百平方公里（个/100平方公里）	社会福利院床位数/辖区面积（张/平方公里）
N5县	1.08	0.63	2.04	1.38
C区	2.36	0.66	5.16	4.02
N3县	1.26	0.45	1.19	1.01
D区	1.76	0.45	4.30	2.94
N6县	2.16	0.40	2.32	2.01
N7县	1.30	0.51	0.90	0.81
N8县	0.23	0.77	0.05	0.11
N9县	0.10	0.37	0.02	0.01
N10县	0.94	0.26	0.07	0.25

5.3.1.5 调查区（县）幼儿园情况

调查区（县）幼儿园情况见表5－8。幼儿园内每班幼儿数差别不大，在29～45人浮动。但是教职工数和教师资源分布呈现明显差异。以A区为例，每名教职工负责11个幼儿，每名教师对应21个幼儿，而在N10县，每名教职工负责33个幼儿，每名教师对应56个幼儿，幼儿园师资相对稀少。

表5－8 调查区（县）幼儿园情况

区（县）	每班幼儿数（人）	幼儿数/教职工数（%）	幼儿数/教师数（%）
A区	34	11	21
B区	36	23	39
N1县	30	13	28
N2市	40	26	45
N4县	39	26	47
N5县	32	16	29
C区	40	26	44
N3县	34	22	36
D区	36	28	44
N6县	38	25	40
N7县	32	26	42

续表5-8

区（县）	每班幼儿数（人）	幼儿数/教职工数（%）	幼儿数/教师数（%）
N8县	32	19	25
N9县	29	33	39
N10县	45	33	56

5.3.2　营养不良及生态学影响因素的流行病学现状

5.3.2.1　生态学影响因素的分布特征

通过对原始资料进行整理，将部分指标进行综合计算以方便比较，最终纳入分析的5岁以下儿童营养不良患病生态学影响因素见表5-9。

表5-9　生态学影响因素变量

变量	变量名称	变量	变量名称
$X1$	人口密度	$X20$	儿童系统管理率
$X2$	年平均气温	$X21$	新生儿访视率
$X3$	年降水量	$X22$	平均每所助产机构床位数
$X4$	年平均相对湿度	$X23$	平均每所助产机构产科床位数
$X5$	全年日照时数	$X24$	平均每所助产机构儿科床位数
$X6$	人均GDP	$X25$	平均每所助产机构儿科医生数
$X7$	城镇居民可支配收入	$X26$	平均每所助产机构助产人员数
$X8$	农村居民人均纯收入	$X27$	平均每所助产机构儿保年门诊量
$X9$	地方公共财政收入	$X28$	平均每所助产机构妇保年门诊量
$X10$	地方公共财政支出	$X29$	妇幼保健机构业务用房面积
$X11$	医院、卫生院个数/辖区面积	$X30$	妇幼保健机构职工总数
$X12$	医院、卫生院床位数/辖区面积	$X31$	妇幼保健机构业务收入
$X13$	医院、卫生院人员数/辖区面积	$X32$	公路里程/辖区面积
$X14$	医院、卫生院医生数/辖区面积	$X33$	移动电话用户数/辖区人口
$X15$	卫生防疫人员数/辖区面积	$X34$	社会福利院个数/每百平方公里
$X16$	孕产妇死亡率	$X35$	社会福利院床位数/辖区面积
$X17$	婴儿死亡率	$X36$	每班幼儿数
$X18$	住院分娩率	$X37$	幼儿数/教职工数

续表5－9

X19	孕产妇系统管理率	X38	幼儿数/教师数

对调查区（县）的地貌，人口，经济水平，气候环境，卫生资源配置，妇幼卫生服务状况，交通、通信及社会福利等生态学影响因素变量的初步分析表明其均呈偏态分布，故采用中位数等统计量对其进行统计描述，可见不同区（县）的各影响因素变量差异较大。调查区（县）生态学影响因素分布特征见表5－10。

表5－10　调查区（县）生态学影响因素分布特征

变量	变量名称	中位数	最小值	最大值
X1	人口密度	390	7	5967
X2	年平均气温	17	7	21
X3	年降水量	771	486	1222
X4	年平均相对湿度	72	56	81
X5	全年日照时数	1250	926	2357
X6	人均GDP	20744	5670	50733
X7	城镇居民可支配收入	16792	11490	21085
X8	农村居民人均纯收入	6549	2930	12029
X9	地方公共财政收入	30029	1716	348874
X10	地方公共财政支出	149966	68644	385557
X11	医院、卫生院数/辖区面积	0.03	0.00	0.26
X12	医院、卫生院床位数/辖区面积	1.13	0.01	41.30
X13	医院、卫生院人员数/辖区面积	0.81	0.01	47.12
X14	医院、卫生院医生数/辖区面积	0.40	0.00	18.04
X15	卫生防疫人员数/辖区面积	0.02	0.00	1.65
X16	孕产妇死亡率	20.56	0.00	73.86
X17	婴儿死亡率	6.40	1.34	16.62
X18	住院分娩率	99.64	53.43	100.00
X19	孕产妇系统管理率	92.44	16.06	99.41
X20	儿童系统管理率	92.19	4.17	97.96
X21	新生儿访视率	96.70	14.59	100.00
X22	平均每所助产机构床位数	113.92	9.43	519.60
X23	平均每所助产机构产科床位数	10.49	0.64	40.60

续表5－10

变量	变量名称	中位数	最小值	最大值
$X24$	平均每所助产机构儿科床位数	5.69	0.36	24.80
$X25$	平均每所助产机构儿科医生数	2.25	0.18	8.40
$X26$	平均每所助产机构助产人员	5.73	0.43	33.00
$X27$	平均每所助产机构儿保年门诊量	1665	6	9390
$X28$	平均每所助产机构妇保年门诊量	1191	10	7581
$X29$	妇幼保健机构业务用房面积	2225	667	10631
$X30$	妇幼保健机构职工总数	72	12	281
$X31$	妇幼保健机构业务收入	794	29	8570
$X32$	公路里程/辖区面积	1.23	0.10	2.36
$X33$	移动电话用户数/辖区人口	0.51	0.26	0.83
$X34$	社会福利院个数/每百平方公里	1.45	0.02	5.16
$X35$	社会福利院床位数/辖区面积	1.35	0.01	8.68
$X36$	每班幼儿数	35.00	29.00	45.00
$X37$	幼儿数/教职工数	25.50	11.00	33.00
$X38$	幼儿数/教师数	39.50	21.00	56.00

5.3.2.2　儿童营养不良与其生态学影响因素的关系

5 岁以下儿童营养不良患病率与各影响因素变量间的 Spearman 等级相关系数及其统计学检验 P 值见表 5－11。

由表 5－11 可见，影响因素 $X1$、$X6$、$X7$、$X11$、$X12$、$X13$、$X14$、$X15$、$X17$、$X18$、$X21$、$X22$、$X23$、$X25$、$X26$、$X27$、$X28$、$X30$、$X31$、$X33$、$X34$、$X35$ 与 5 岁以下儿童营养不良患病率呈现不同程度和不同方向的相关关系。如 5 岁以下儿童营养不良患病率与婴儿死亡率具有一定程度的正相关关系，即婴儿死亡率越高，该地区 5 岁以下儿童营养不良患病率越高。

5 岁以下儿童营养不良患病率与人口密度，人均 GDP，城镇居民可支配收入，医院、卫生院数/辖区面积，医院、卫生院人员数/辖区面积，卫生防疫人员数/辖区面积等影响因素具有一定程度的负相关关系。县（区）的人口密度越大，人均 GDP 越高，城镇居民可支配收入越高，辖区内医院、卫生院数，医院、卫生院床位数，医院、卫生院人员数及卫生防疫人员数越多，该地区住院分娩率、新生儿访视率越高，平均每所助产机构床位数、儿科医生数、助产人员数越多，平均每所助产机构儿童保健及妇女保健年门诊量越大，该地区妇幼保健机构发展状况越好（职工总数及业务收入越多），该地区移动通信设施使用度越高（移动电话用户数/辖区人口），该地区社会福利设施越齐全（社会福利院个数或床位数密度），其相应的5岁以下儿童营养不良患病率越低。

5.3.3 基于潜变量分析的儿童营养不良生态学研究

在秩相关分析的基础上选取变量进行基于潜变量分析的儿童营养不良生态学研究。选取原则为"*P*值小于0.1""相关系数接近1"，同时结合变量意义选取变量，最终纳入分析的变量如下：

(1) 社会宏观环境：人口密度、人均GDP、城镇居民可支配收入、公路里程/辖区面积、移动电话用户数/辖区人口、社会福利院个数/每百平方公里、社会福利院床位数/辖区面积。

(2) 卫生发展状况：医院、卫生院床位数/辖区面积，医院、卫生院人员数/辖区面积，医院、卫生院医生数/辖区面积，卫生防疫人员数/辖区面积，婴儿死亡率，住院分娩率，新生儿访视率。

(3) 妇幼卫生服务能力：平均每所助产机构床位数、平均每所助产机构产科床位数、平均每所助产机构儿科医生数、平均每所助产机构助产人员数、平均每所助产机构儿保年门诊量、平均每所助产机构妇保年门诊量、妇幼保健机构职工总数、妇幼保健机构业务收入等。

5.3.3.1 生态学综合潜在影响因子

(1) 社会宏观环境。

对7个社会宏观环境指标进行探索性因子分析，采用主成分法提取社会宏观环境指标的潜变量因子，因子旋转采用最大方差旋转法。选取潜变量因子的原则为：特征根大于1且因子累积贡献率超过70%。KMO和Bartlett球形检验结果（社会宏观环境指标）见表5−11。社会宏观环境指标（Communalities）见表5−12。

表5−11　KMO和Bartlett球形检验结果（社会宏观环境指标）

KMO检验	0.633	
Bartlett球形检验	*Approx. Chi-Square*	76.708
	df	21
	Sig.	0.000

表5−12　社会宏观环境指标（Communalities）

Variables	Initial	Extraction
X1人口密度	1	0.747

续表5－12

Variables	Initial	Extraction
X6 人均 GDP	1	0.768
X7 城镇居民可支配收入	1	0.742
X32 公路里程/辖区面积	1	0.935
X33 移动电话用户数/辖区人口	1	0.562
X34 社会福利院个数/每百平方公里	1	0.908
X35 社会福利院床位数/辖区面积	1	0.881

从表 5－12 中可以看出，人口密度、人均 GDP 等各项指标间偏相关性的 KMO 统计量数值为 0.633，球形检验结果可见球形假设被拒绝，因此 7 个指标间并非独立，取值是有关系的，数据较适合做因子分析。从公因子方差表中可以看出，除移动电话用户数/辖区人口外，其余 6 个变量的信息都提取得比较充分。

表 5－13 为主成分列表，可见第一个和第二个主成分的特征根分别为 4.24、1.31，它们解释了总变异的 79.19%。因此考虑社会宏观环境指标提取两个潜在因子。

表 5－13　**潜在因子特征根值及方差贡献率（社会宏观环境指标）**

Component	Initial Eigenvalues			Extraction Sums of Squared Loadings			Rotation Sums of Squared Loadings		
	Total	% of Variance	Cumulative %	Total	% of Variance	Cumulative %	Total	% of Variance	Cumulative %
1	4.24	60.52	60.52	4.24	60.52	60.52	3.37	48.20	48.20
2	1.31	18.67	79.19	1.31	18.67	79.19	2.17	30.98	79.19
3	0.64	9.13	88.32						
4	0.42	6.04	94.36						
5	0.28	3.95	98.31						
6	0.11	1.56	99.87						
7	0.01	0.13	100.00						

表 5－14 为采用方差最大化正交旋转后的主成分负荷矩阵。可见第一个潜在因子主要由 X1、X6、X7、X33、X35 提供信息，而第二个潜在因子主要由 X32、X34、X35（因子载荷大于 0.5）提供信息。综合考虑各指标的实际意义，将 X35 定为由因子 2 支配。因此，因子 1 支配 X1（人口密度）、X6（人均

GDP)、X7（城镇居民可支配收入)、X33（移动电话用户数/辖区人口)，主要反映经济和城市化水平；因子2支配X32（公路里程/辖区面积)、X34（社会福利院个数/每百平方公里)、X35（社会福利院床位数/辖区面积)，主要反映社会福利及交通设施状况。

表5-14　最大方差法旋转后的因子载荷矩阵（社会宏观环境指标）

Variables	Component	
	1	2
X1人口密度	0.808	0.306
X6人均GDP	0.855	0.193
X7城镇居民可支配收入	0.861	0.035
X32公路里程/辖区面积	0.137	0.957
X33移动电话用户数/辖区人口	0.730	0.169
X34社会福利院个数/每百平方公里	0.261	0.917
X35社会福利院床位数/辖区面积	0.793	0.502

(2) 卫生发展状况。

对7个卫生发展状况指标进行探索性因子分析，采用主成分法提取经济水平指标的潜变量因子，因子旋转采用最大方差旋转法。选取潜变量因子的原则为：特征根大于1且因子累积贡献率超过70%。KMO和Bartlett球形检验结果（卫生发展状况指标）见表5-15。卫生发展状况指标（Communalities）见表5-16。

表5-15　KMO和Bartlett球形检验结果（卫生发展状况指标）

KMO检验	0.721	
Bartlett球形检验	*Approx. Chi-Square*	236.547
	df	21
	Sig.	0.000

表5-16　卫生发展状况指标（Communalities）

Variables	Initial	Extraction
X12医院、卫生院床位数/辖区面积	1	0.995
X13医院、卫生院人员数/辖区面积	1	0.999
X14医院、卫生院医生数/辖区面积	1	1.000
X15卫生防疫人员数/辖区面积	1	0.994

续表5－16

Variables	Initial	Extraction
X17 婴儿死亡率	1	0.778
X18 住院分娩率	1	0.923
X21 新生儿访视率	1	0.935

从表5－15中可以看出，医院、卫生院床位数/辖区面积，卫生防疫人员数/辖区面积等各项指标间偏相关性的KMO统计量数值为0.721，球形检验结果可见球形假设被拒绝，因此7个指标间并非独立，取值是有关系的，数据较适合做因子分析。从公因子方差表中可以看出，变量的信息都提取得比较充分。

表5－17为主成分列表，可见第一个和第二个主成分的特征根分别为4.30、2.32，它们解释了总变异的94.64%。因此考虑卫生发展状况指标提取两个潜在因子。

表5－17　潜在因子特征根值及方差贡献率（卫生发展状况指标）

Component	Initial Eigenvalues			Extraction Sums of Squared Loadings			Rotation Sums of Squared Loadings		
	Total	% of Variance	Cumulative %	Total	% of Variance	Cumulative %	Total	% of Variance	Cumulative %
1	4.30	61.48	61.48	4.30	61.48	61.48	3.97	56.76	56.76
2	2.32	33.16	94.64	2.32	33.16	94.64	2.65	37.88	94.64
3	0.31	4.46	99.10						
4	0.05	0.74	99.84						
5	0.01	0.15	99.99						
6	0.00	0.01	100						
7	0.00	0.00	100						

表5－18为采用方差最大化正交旋转后的主成分负荷矩阵。可见第一个潜在因子主要由X12、X13、X14、X15提供信息，而第二个潜在因子主要由X17、X18、X21（因子载荷大于0.5）提供信息。因此，因子1支配X12（医院、卫生院床位数/辖区面积）、X13（医院、卫生院人员数/辖区面积）、X14（医院、卫生院医生数/辖区面积）、X15（卫生防疫人员数/辖区面积），主要反映辖区卫生资源分布情况；因子2支配X17（婴儿死亡率）、X18（住院分娩率）、X21（新生儿访视率），主要反映地区妇女儿童健康状况。

表 5—18　最大方差法旋转后的因子载荷矩阵（卫生发展状况指标）

Variables	Component	
	1	2
X12 医院、卫生院床位数/辖区面积	0.990	0.125
X13 医院、卫生院人员数/辖区面积	0.993	0.113
X14 医院、卫生院医生数/辖区面积	0.993	0.116
X15 卫生防疫人员数/辖区面积	0.992	0.098
X17 婴儿死亡率	−0.148	−0.869
X18 住院分娩率	0.077	0.958
X21 新生儿访视率	0.091	0.963

（3）妇幼卫生服务能力。

对 8 个妇幼卫生服务能力指标进行探索性因子分析，采用主成分法提取幼儿教育指标的潜变量因子，因子旋转采用最大方差旋转法。选取潜变量因子的原则为：特征根大于 1 且因子累积贡献率超过 70%。KMO 和 Bartlett 球形检验结果（妇幼卫生服务能力指标）见表 5—19。妇幼卫生服务能力指标（Communalities）见表 5—20。

表 5—19　KMO 和 Bartlett 球形检验结果（妇幼卫生服务能力指标）

KMO 检验	0.667	
Bartlett 球形检验	*Approx. Chi−Square*	101.987
	df	36
	Sig.	0.000

表 5—20　妇幼卫生服务能力指标（Communalities）

Variables	Initial	Extraction
X22 平均每所助产机构床位数	1	0.914
X23 平均每所助产机构产科床位数	1	0.834
X25 平均每所助产机构儿科医生数	1	0.835
X26 平均每所助产机构助产人员数	1	0.629
X27 平均每所助产机构儿保年门诊量	1	0.554
X28 平均每所助产机构妇保年门诊量	1	0.565

续表5－20

Variables	Initial	Extraction
X30 妇幼保健机构职工总数	1	0.810
X31 妇幼保健机构业务收入	1	0.728

从表5－21中可以看出，平均每所助产机构床位数、妇幼保健机构职工总数等指标间偏相关性的KMO统计量数值为0.667，球形检验结果可见球形假设被拒绝，因此8个指标间并非独立，取值是有关系的，数据较适合做因子分析。从公因子方差表中可以看出，除平均每所助产机构儿保及妇保门诊，其余6个变量的信息都提取得比较充分。

表5－21为主成分列表，可见第一个和第二个主成分的特征根分别为4.62、1.25，它们解释了总变异的43.36%。因此考虑卫生发展状况指标提取两个潜在因子。

表5－21　潜在因子特征根值及方差贡献率（妇幼卫生服务能力指标）

Component	Initial Eigenvalues			Extraction Sums of Squared Loadings		
	Total	% of Variance	Cumulative %	Total	% of Variance	Cumulative %
1	4.62	57.79	57.79	4.62	57.79	57.79
2	1.25	15.56	73.36	1.25	15.56	73.36
3	0.97	12.08	85.43			
4	0.60	7.50	92.94			
5	0.43	5.42	98.35			
6	0.07	0.92	99.27			
7	0.04	0.53	99.80			
8	0.02	0.20	100.00			

表5－22为采用方差最大化正交旋转后的主成分负荷矩阵。可见第一个潜在因子主要由X22、X23、X25、X26提供信息，而第二个潜在因子主要由X27、X28、X30、X31提供信息。因此，因子1支配X22（平均每所助产机构床位数）、X23（平均每所助产机构产科床位数）、X25（平均每所助产机构儿科医生数）、X26（平均每所助产机构助产人员数），主要反映当地产儿科服务能力；因子2支配X27（平均每所助产机构儿保年门诊量）、X28（平均每所助产机构妇保年门诊量）、X30（妇幼保健机构职工总数）、X31（妇幼保健机构业务收入），

主要反映地区孕产妇及儿童保健服务量。

表 5－22　最大方差法旋转后的因子载荷矩阵（妇幼卫生服务能力指标）

Variables	Component	
	1	2
$X22$ 平均每所助产机构床位数	0.934	0.203
$X22$ 平均每所助产机构产科床位数	0.913	0.032
$X25$ 平均每所助产机构儿科医生数	0.911	0.065
$X26$ 平均每所助产机构助产人员数	0.774	0.173
$X27$ 平均每所助产机构儿保年门诊量	0.350	0.657
$X28$ 平均每所助产机构妇保年门诊量	−0.303	0.688
$X30$ 妇幼保健机构职工总数	0.644	0.629
$X31$ 妇幼保健机构业务收入	0.597	0.609

5.3.3.2　PLS 路径模型分析

基于以上生态学影响因素的因子分析结果，构建儿童营养不良患病率与其影响因素间的 PLS 路径模型，探讨它们之间的复杂的生态学路径关系。

（1）模型构建的指标体系。

根据因子分析结果构建 PLS 路径模型的指标体系，共包含 6 个潜变量和其支配的 22 个测量变量。构建 PLS 路径模型的指标体系见表 5－23。

表 5－23　构建 PLS 路径模型的指标体系

潜变量	测量变量	潜变量	测量变量
营养不良	y 5 岁以下儿童营养不良患病率		
经济和城市化水平	$X1$ 人口密度	妇女儿童健康水平	$X17$ 婴儿死亡率
	$X6$ 人均 GDP		$X18$ 住院分娩率
	$X7$ 城镇居民可支配收入		$X21$ 新生儿访视率
	$X33$ 移动电话用户数/辖区人口		
社会福利及交通设施	$X32$ 公路里程/辖区面积	产儿科服务能力	$X22$ 平均每所助产机构床位数
	$X34$ 社会福利院个数/每百平方公里		$X23$ 平均每所助产机构产科床位数
	$X35$ 社会福利院床位数/辖区面积		$X25$ 平均每所助产机构儿科医生数
			$X26$ 平均每所助产机构助产人员数

续表5－23

潜变量	测量变量	潜变量	测量变量
卫生资源分布	X12 医院、卫生院床位数/辖区面积	孕产妇及儿童保健服务量	X27 平均每所助产机构儿保年门诊量
	X13 医院、卫生院人员数/辖区面积		X28 平均每所助产机构妇保年门诊量
	X14 医院、卫生院医生数/辖区面积		X30 妇幼保健机构职工总数
	X15 卫生防疫人员数/辖区面积		X31 妇幼保健机构业务收入

（2）模型设计。

初步设计儿童营养不良与其生态学影响因素间的 PLS 路径模型（图 5－1）。在测量模型中，各潜变量与其支配的测量变量间的关系均采用反映型模型表达。因儿童营养不良水平仅支配单一的测量变量（即 5 岁以下儿童营养不良患病率），故采用构成型模型表达它们间的关系。在结构模型中，儿童营养不良被认为是应变量 *y*，由经济和城市化水平、妇女儿童健康水平、社会福利及交通设施、产儿科服务能力、卫生资源分布、孕产妇及儿童保健服务量 6 个综合潜在影响因子共同解释。

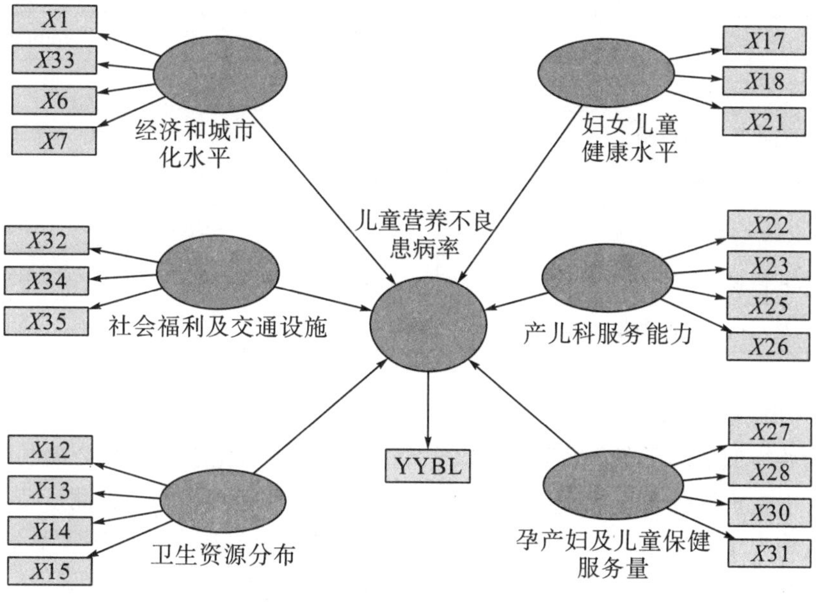

图 5－1　儿童营养不良患病率与生态学影响因素间的初始 PLS 路径模型

（3）PLS 路径模型的建立。

在模型设计的基础上，利用 SmartPLS 软件建立 PLS 路径模型，其重要运算设定如下：

选用标准化后的数据（Mean=0，Variance=1）。

测量模型中，选用反映型模型对潜在影响因子进行外部权重估计，选用构成型模型进行儿童营养不良潜在因子外部权重估计。

采用路径权重法（Path Weighting Scheme）进行内部估计。

选用 Bootstrap 再抽样法进行模型估计结果的检验和评价。

1）模型的建立与修正。

a. 初始模型的信度、效度检验。

对儿童营养不良生态学影响因素初始 PLS 模型的信度和效度进行检验（表 5−24），结果如下：

经济和城市化水平、社会福利及交通设施、卫生资源分布、妇女儿童健康水平、产儿科服务能力的 *AVE* 和 Communality 均大于 0.5，*CR* 和 Cronbach's α 均大于 0.7，表明以上潜变量相应的测量变量的信度和内敛效度均较高。潜变量孕产妇及儿童保健服务量的 Cronbach's α 为 0.69，但其 *AVE*、*CR* 和 Communality 均符合评价标准要求，可认为其相应的测量变量的信度、效度尚可接受，暂不做调整。

表 5−24　测量变量的信度及效度检验

测量变量	*AVE*	*CR*	Cronbach's α	Communality
经济和城市化水平	0.70	0.90	0.86	0.70
社会福利及交通设施	0.79	0.92	0.87	0.79
卫生资源分布	1.00	1.00	1.00	1.00
妇女儿童健康水平	0.88	0.74	−0.86	0.88
产儿科服务能力	0.83	0.95	0.93	0.83
孕产妇及儿童保健服务量	0.56	0.82	0.69	0.56

b. 模型的修正。

初始模型的因子载荷系数见表 5−25。经济和城市化水平、社会福利及交通设施、卫生资源分布、妇女儿童健康水平、产儿科服务能力中，各测量变量的载荷系数均大于 0.70，符合模型要求。孕产妇及儿童保健服务量的测量变量组中，*X*28 的系数仅为 0.38，将其剔除，将该组变量名改为“儿童保健服务量”。基于以上分析修正后的 PLS 路径模型见图 5−2。

表 5－25 初始 PLS 路径模型因子载荷系数

测量变量	*MV*	载荷系数
经济和城市化水平	*X*1	0.7888
	*X*6	0.8729
	*X*7	0.8512
	*X*33	0.8237
社会福利及交通设施	*X*32	0.8899
	*X*34	0.9227
	*X*35	0.8460
卫生资源分布	*X*12	0.9979
	*X*13	0.9998
	*X*14	0.9999
	*X*15	0.9967
妇女儿童健康水平	*X*17	－0.8894
	*X*18	0.9552
	*X*21	0.9636
产儿科服务能力	*X*22	0.9506
	*X*23	0.9628
	*X*25	0.9633
	*X*26	0.7556
孕产妇及儿童保健服务量	*X*27	0.6976
	*X*28	0.3835
	*X*30	0.9122
	*X*31	0.8813

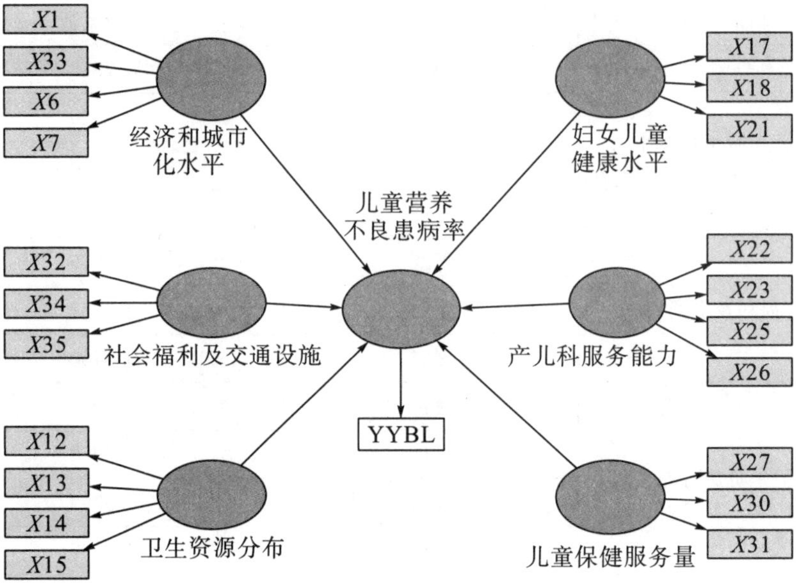

图 5－2　儿童营养不良患病率与生态学影响因素间的 PLS 路径模型（修正后）

对修正后模型的所有测量变量进行信度和效度检验，结果见表 5－26，显示各评价指标（*AVE*、*CR*、Cronbach's α 和 Communality）都符合评价标准。各测量变量的载荷系数见表 5－27，亦基本符合模型要求。

表 5－26　测量变量的信度和效度检验（修正后）

测量变量	*AVE*	*CR*	Cronbach's α	Communality
经济和城市化水平	0.70	0.90	0.86	0.70
社会福利及交通设施	0.79	0.92	0.87	0.79
卫生资源分布	1.00	1.00	1.00	1.00
妇女儿童健康水平	0.88	0.74	−0.86	0.88
产儿科服务能力	0.83	0.95	0.93	0.83
儿童保健服务量	0.76	0.90	0.83	0.76

表 5－27 修正后 PLS 路径模型因子载荷系数

测量变量	*MV*	载荷系数
经济和城市化水平	*X*1	0.9979
	*X*6	0.8729
	*X*7	0.8512
	*X*33	0.8237
社会福利及交通设施	*X*32	0.8899
	*X*34	0.9227
	*X*35	0.8460
卫生资源分布	*X*12	0.9979
	*X*13	0.9998
	*X*14	0.9999
	*X*15	0.9967
妇女儿童健康水平	*X*17	−0.8894
	*X*18	0.9552
	*X*21	0.9636
产儿科服务能力	*X*22	0.9506
	*X*23	0.9628
	*X*25	0.9633
	*X*26	0.7556
儿童保健服务量	*X*27	0.6860
	*X*30	0.9564
	*X*31	0.9472

2）模型参数的检验。

利用 SmartPLS 2.0 软件对模型参数进行 Bootstrap 检验。模型的载荷系数和路径系数的 Bootstrap 检验结果分别见表 5－28 和表 5－29。测量模型中，除 *X*34 外，其他测量变量的载荷系数都通过了 0.05 水平的统计学检验（$t \geqslant t_{0.05/2,999} \approx 1.96$），*X*34 在 0.10 水平上具有统计学意义，表明绝大多数测量变量均能较好地反映其所属潜变量。结构模型中，卫生资源分布、社会福利及交通设施、经济和城市化水平因子对儿童营养不良患病率的影响较大，儿童保健服务量的影响相对较小。

表 5-28 测量模型载荷系数的 Bootstrap 检验

测量变量	*MV*	Sample Mean	Standard Deviation	Standard Error	*t* Statistics
经济和城市化水平	*X*1	0.83	0.08	0.08	9.81
	*X*6	0.99	0.01	0.01	107.06
	*X*7	1.00	0.01	0.01	199.88
	*X*33	1.00	0.00	0.00	852.81
社会福利及交通设施	*X*32	0.96	0.10	0.10	10.35
	*X*34	−0.72	0.52	0.52	1.72
	*X*35	0.91	0.18	0.18	5.19
卫生资源分布	*X*12	0.90	0.22	0.22	4.43
	*X*13	0.97	0.02	0.02	38.78
	*X*14	0.95	0.03	0.03	34.97
	*X*15	0.96	0.02	0.02	55.47
妇女儿童健康水平	*X*17	0.83	0.12	0.12	6.43
	*X*18	0.74	0.13	0.13	5.18
	*X*21	0.97	0.01	0.01	68.92
产儿科服务能力	*X*22	0.96	0.02	0.02	56.68
	*X*23	0.90	0.03	0.03	28.85
	*X*25	0.86	0.06	0.06	13.83
	*X*26	0.93	0.03	0.03	29.68
儿童保健服务量	*X*27	0.87	0.06	0.06	14.51
	*X*30	0.84	0.16	0.16	5.54
	*X*31	0.82	0.20	0.20	4.20

表 5-29 结构模型路径系数的 Bootstrap 检验

Structural Model	Sample Mean	Standard Deviation	Standard Error	*t* Statistics
经济和城市化水平	−0.06	0.29	0.83	0.83
社会福利及交通设施	0.45	0.90	1.23	1.23
卫生资源分布	−0.38	−0.72	0.74	0.74
妇女儿童健康水平	−0.83	−0.80	0.71	0.71
产儿科服务能力	−0.49	−0.54	0.99	0.99
儿童保健服务量	0.15	−0.19	0.62	0.62

3）模型评价。

a. 外部模型的效果评价。

对5岁以下儿童营养不良PLS路径模型的评价通常是从外部模型开始，主要通过测量变量的载荷系数（Loading）、共同因子（Communality）、平均方差提取率（AVE）和合成信度（CR）等衡量外部模型中潜变量对测量变量的预测能力。

各测量模型的载荷系数均符合要求，即从载荷系数的角度上可以认为各潜变量均能较好地反映其相应的测量变量。表5－30中对角线位置列出了每个潜变量的 *AVE* 的平方根，非对角线位置的数值是潜变量之间的相关系数，可见模型中每个潜变量的 *AVE* 的平方根大于与其他所有潜变量的相关系数，即满足区别效度的检验条件。因此，可以认为模型中所有潜变量都具有良好的独立性和区别性。

表5－30　外部模型的 *AVE* 及潜变量间的相关系数

潜在因子	产儿科服务能力	儿童保健服务量	儿童营养不良患病率	卫生资源分布	妇女儿童健康水平
产儿科服务能力	1.0000				
儿童保健服务量	0.6287	1.0000			
儿童营养不良患病率	－0.5784	－0.6225	1.0000		
卫生资源分布	0.4863	0.8688	－0.4584	1.0000	
妇女儿童健康水平	0.3961	0.4543	－0.8020	0.2250	1.0000
社会福利及交通设施	0.8171	0.6456	－0.6121	0.5794	0.6050
经济和城市化水平	0.6563	0.8348	－0.7326	0.7711	0.5705

b. 内部模型预测能力评价。

本研究构建的PLS路径模型仅包含一个内部模型（结构模型），该模型以5岁以下儿童营养不良YYBL为应变量，以经济和城市化水平等6个综合潜在影响因子为自变量。其 R^2 为0.7964，即6个综合潜在影响因子共可解释营养不良总变异的79.64％，PLS路径模型的冗余为0.3265，显示内部模型预测效果尚可。

4）PLS路径模型图。

基于以上分析，由儿童营养不良患病率及其生态学影响因素构建的PLS路径模型见图5－3。

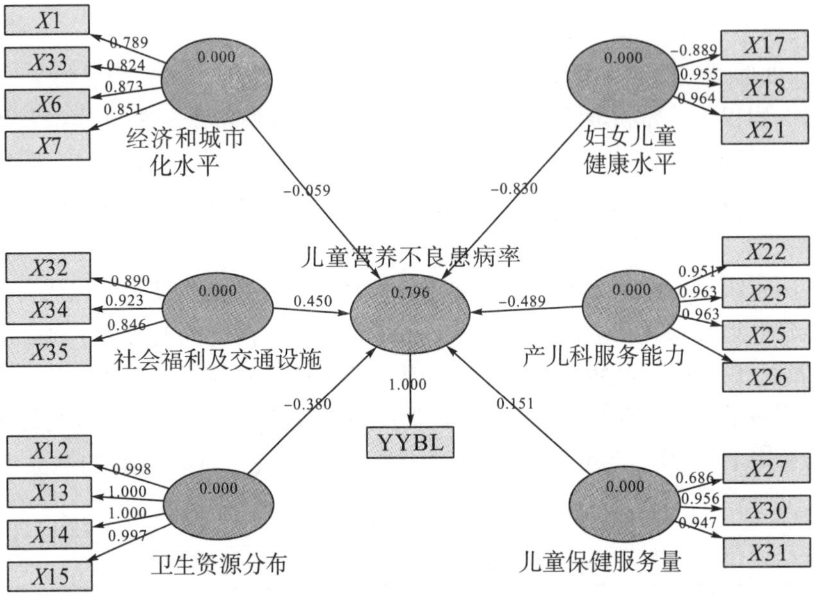

图 5-3　儿童营养不良患病率与生态学影响因素间的 PLS 路径模型

PLS 路径模型分析结果显示，儿童营养不良的 6 个生态学综合潜在影响因子共解释了营养不良总变异的 79.6%。具体如下：

a. 经济和城市化水平因子对儿童营养不良患病率影响的标准化路径系数为-0.059，成负相关关系。结合人口密度（*X*1）、人均 GDP（*X*6）、城镇居民可支配收入（*X*7）、移动电话用户数/辖区面积（*X*33）的载荷系数的大小和正负号可见，辖区内经济越发达（人均 GDP 和城镇居民可支配收入高），城市化水平越高（城区相对人口密度大，移动电话用户多），该地区儿童营养不良患病率越低。

b. 卫生资源分布因子对儿童营养不良患病率影响的标准化路径系数为-0.380，成负相关关系。结合医院、卫生院床位数/辖区面积（*X*12），医院、卫生院人员数/辖区面积（*X*13），医院、卫生院医生数/辖区面积（*X*14），卫生防疫人员数/辖区面积（*X*15）的载荷系数的大小和正负号可见，辖区卫生资源分布越密集，床位、卫生人员、医生及卫生防疫人员资源越充沛，该地区儿童营养不良患病率越低。

c. 妇女儿童健康水平因子对儿童营养不良患病率影响最大，其标准化路径系数为-0.830，即地区妇女儿童整体健康水平越高，儿童营养不良患病率越低。结合医院、卫生院床位数/辖区面积（*X*12），医院、卫生院人员/辖区面积（*X*13），医院、卫生院医生数/辖区面积（*X*14），卫生防疫人员数/辖区面积（*X*15）的载荷系数的大小和正负号可见，婴儿死亡率越低，住院分娩率和新生儿访视率越高，该地区儿童营养不良患病率越低。

d. 产儿科服务能力因子对儿童营养不良患病率影响的标准化路径系数为 −0.489，成负相关关系，即地区产儿科服务能力越高，儿童营养不良患病率越低。结合平均每所助产机构床位数（$X12$）、平均每所助产机构产科床位数（$X13$）、平均每所助产机构儿科医生数（$X14$）、平均每所助产机构助产人员数（$X15$）的载荷系数的大小和正负号可见，地区助产机构的产儿科人力及床位资源越充沛，辖区内相应儿童营养不良患病率越低。

e. 儿童保健服务量因子对儿童营养不良患病率影响的标准化路径系数为 0.151，成正相关关系，表明地区儿保年门诊量越大，提供儿童保健服务的妇幼保健机构人力越充足、收入越高，儿童营养不良患病率越高，提示开展丰富的、多层次的儿童保健服务有利于儿童营养不良问题的发现和诊治。

f. 社会福利及交通设施因子对儿童营养不良患病率影响的标准化路径系数为 0.450，成正相关关系。公路里程/辖区面积（$X32$）、社会福利院个数/每百平方公里（$X34$）、社会福利院床位数/辖区面积（$X35$）的载荷系数均为正。该因子对儿童营养不良患病率有一定的影响，但其影响较小且无统计学意义（$P>0.20$）。

5.4　讨论

5.4.1　开展群体水平生态学研究的必要性

儿童营养状况是衡量一个国家和地区社会经济与文化发展的重要指标。2008 年联合国儿童基金会的报告指出，在全球 6 亿多 5 岁以下儿童中有 1.5 亿儿童患营养不良（占总数的 1/4）。一直以来，国际社会非常重视儿童营养问题，联合国大会上通过的《儿童权利公约》提出，签署国必须采取适当措施以减少婴儿及儿童死亡率，采用现有技术和通过提供安全饮用水和充足的营养丰富的食品，与营养不良和疾病做斗争。为了加强儿童健康，提高人口素质，兑现对国际社会的承诺，中国政府积极响应，采取了一系列措施提高儿童营养水平。在国务院颁布的《中国儿童发展纲要（2011—2020 年）》中明确指出："提高儿童营养水平，增强儿童体质。5 岁以下儿童中、重度营养不良患病率以 2000 年为基数下降 1/4。"

5 岁以下儿童营养不良是一个引起全球关注的重大公共卫生和社会问题，其有效防控成为国内外学者研究的热点问题。研究表明，儿童营养性疾病的发生除了受个体水平因素影响，还受群体水平因素影响。常用的针对个体病例的病例对照研究主要关注个体水平危险因素，存在局限性，因此有必要采用生态学研究方法分析群体水平影响因素对儿童营养不良的作用，从而为疾病病因学研究提供线索，有助于疾病的预防与控制，并可为其区域化预防控制措施和策略的制定提供指导依据。

然而，目前国内外尚未见比较系统的儿童营养不良生态学影响因素的专门研究。本研究在横断面设计的基础上，收集各调查点相应的生态学影响因素资料，尝试分析儿童营养不良与生态学影响因素间的复杂生态学关系。研究结果可为儿童营养不良的有效防控提供依据，同时为儿童营养性疾病影响因素的研究提供方法学参考。

5.4.2 营养不良生态学影响因素的流行病学模型研究

综述发现，目前国内外尚无比较系统的 5 岁以下儿童营养不良生态学影响因素的专门研究，但已开展了大量营养不良生态学影响因素研究，涉及的影响因素主要有经济水平、收入、儿童保健服务可及性、资源与文化环境、风俗习惯等。在已有的儿童营养不良影响因素生态学研究中，研究者基本上都是直接利用原始影响因素资料，根据资料分布特征，通过拟合线性回归模型、Logistic 回归或 Poisson 回归模型等对影响因素与 5 岁以下儿童营养不良患病率之间的关系进行全局估计。但群体水平的生态学影响因素间往往存在一定的相关性或是隐藏着某种潜在结构，它并不能满足传统统计分析方法独立分布的条件要求。在应用传统回归模型进行分析时，因没有考虑影响因素间内在的关联性和潜在结构，难以充分挖掘数据所提供的综合潜在信息。因此，分析儿童营养不良生态学影响因素的潜在结构，提取具有流行病学意义的综合潜在影响因子，进而分析影响因子对营养不良的综合潜在影响，这对制定或评价儿童营养不良的有效防控技术与政策具有十分重要的意义。

本研究以调查区（县）为单位，探讨 5 岁以下儿童营养不良患病率与其相应地区的经济和城市化水平、社会福利及交通设施、卫生资源分布、妇女儿童健康水平、产儿科服务能力、儿童保健服务量等之间的关系，初步分析发现各生态学影响因素间具有不同程度的相关关系（存在共线性），且大多数影响因素呈偏态分布，不能满足传统回归模型的假设条件。为充分地利用资料信息，全面深入地揭示影响因素的内在特征，研究基于潜变量分析理论，首先利用探索性因子分析寻找隐藏在影响因素中但无法直接观察到却支配影响因素的潜在因子（综合潜在影响因子），然后通过构建 PLS 路径模型估计综合潜在影响因子的影响程度以及综合潜在影响因子与营养不良患病率间的关联性。本次研究由纳入分析的 22 个生态学影响因素界定了 6 个综合潜在影响因子（经济和城市化水平、社会福利及交通设施、卫生资源分布、妇女儿童健康水平、产儿科服务能力、儿童保健服务量），并定义了其流行病学含义，进而构建了儿童营养不良潜在因子与各综合潜在影响因子间的PLS路径模型。结果表明，各综合潜在影响因子对儿童营养不良患病率的生态学影响效应不尽相同，它们共能解释营养不良79.64%的信息。该结果提示群体水平的生态学影响因素对儿童营养不良患病率发挥着重要的作用。

5.4.3　群体水平生态学影响因素

如前所述，5岁以下儿童营养不良患病率的生态学影响因素的研究，特别是可人为可干预的影响因素探讨，对儿童营养不良的预防和控制具有重要意义。结合单因素分析结果来看，一个地区整体的人口密度、人均GDP、城镇居民可支配收入、卫生资源分布、妇幼保健机构能力及服务水平、移动通信设施及福利设施等，都会影响儿童营养健康水平。结合多因素分析结果来看，经济和城市化水平、社会福利及交通设施、卫生资源分布、妇女儿童健康水平、产儿科服务能力、儿童保健服务量共可解释营养不良79.64%的变异。本研究结果提示，儿童营养问题涉及卫生、教育、社区服务、公共管理等众多领域，针对儿童营养不良的预防和控制、发生和发展、治疗和预后等的研究和实践工作，既要重视对与儿童个体直接相关因素的干预，又要重视群体水平上对其生存环境进行干预。同时，关注到在成长过程中，儿童自身和所处环境的发展变化，在不同时期，干预措施的重点也应有所不同。

6　以生态系统理论为指导的 5 岁以下儿童营养不良干预模式研究

6.1　目的

结合前述 5 岁以下儿童营养不良个体水平和群体水平影响因素分析结果，采用生态系统理论为指导，分析儿童营养不良的生态系统环境现状和问题，提出综合干预模式。

6.2　理论及方法

通过本研究第一部分的“理论研究”，从现有的行为科学和健康行为学理论中选择布朗芬布伦纳（Bronfenbrenner）的生态系统理论作为 5 岁以下儿童营养不良干预模式的指导理论；同时结合本研究具体情况和内容进行讨论和修订，从而形成指导 5 岁以下儿童营养不良干预模式的理论框架。

6.2.1　生态系统理论视角

生态系统理论来源于生态学和一般系统理论。生态学关注有机体在环境中的适应性，以及有机体在环境中获得动力平衡和成熟的过程，着重人类生命有机体与周遭环境间的互动，这对社会工作的服务理念层次和深度都带来了很大影响。生态系统主要有两个维度：一是从生态视角出发，对人类生活环境与生命历程进行分析；二是从系统论角度出发，注重把人放在环境系统中加以考察。现代社会生态理论代表性人物之一查尔斯·扎斯特罗认为，生态系统理论为研究者提供了一种观察世界和处理社会问题的独特方法与崭新视角，描绘并分析个体及其存在的生态系统，以及它们之间的相互联系，从人与环境关系角度来思考问题，找到出路。因为人天生就具有与环境和他人互动的能力，个体能够随着环境改变而改变，同时个体能够与环境和谐调和。该理论认为，人类所处的社会生态环境错综复杂，这些多层次、多维度的生态环境因素在我们的生活中都发挥着不可估量的作用。

生态系统理论的关键在于将研究对象和其所生活的环境作为一个完整整体来看待，将研究问题放在整个社会生态环境系统中加以研究考察。如果一个生态系统内部发生了某种改变，其改变将不仅作用于该系统，还会直接或者间接影响每个个体。若个体发生了某种变化，其他系统也会相应受到影响。如果一个人与其所生活环境之间没能建立良好联系，不能有效地利用生活环境中存在的资源，或者其环境中不存在其所需要的资源，就会影响个人的生存与发展。同时，系统在动态变化过程中维持稳定和平衡，系统内部的子系统之间不是简单的线性联系，而是存在着多元互动或互为因果的循环关系。系统及子系统与外界关系是一种积极的互动关系。系统具有主动调试和适应能力，而不是消极地接受和顺应。

6.2.2 生态系统理论模式

生态系统理论（Ecological Systems Theory）是由美国心理学家布朗芬布伦纳在研究儿童发展过程中首次提出的。他认为，环境系统是人类发展的主要影响源，这一点往往被在人为设计的实验室里研究发展的研究者所忽视。他认为，环境（或生态系统）是“一组嵌套结构，每一个嵌套在下一个中，就像俄罗斯的套娃一样”。生态系统理论将儿童放在一个生态网络系统中研究其发展，把儿童发展视为周围多层次环境关系的复杂系统，并认为个人行为不仅受到自身周边环境影响，而且也会受到政策、突发情况等的影响。因此，要研究个体发展就必须考察个体不同社会生态系统的特征。

儿童发展是一个以自身为主体，同时与周围环境系统相互作用的过程，环境是影响儿童发展的一个重要客观因素。布朗芬布伦纳提出的生态系统理论对环境与个体发展的相互作用关系进行了系统、深入的阐述。该理论指出，环境是包含个体本身以外的、影响个体发展或者受个体发展影响的任何事件或条件。个体发展环境是一个由小到大层层拓展开来的复杂生态系统，在个体与环境、环境与环境之间均存在着复杂的相互联系及作用关系。无论哪一层次的环境，都由人的因素和物的因素组成，因此，环境可以分为主要由心理氛围与人际关系组成的精神环境以及包涵一切物质条件的物质环境。

布朗芬布伦纳把个体的社会生态系统划分为五个子系统。

（1）微观系统（Microsystem），指与个体水平上的、面对面的、直接的交流环境，是对人类产生最直接影响的环境。例如儿童所处的家庭、学校以及同辈群体等，都属于生态系统中微观系统的组成部分。大多数婴儿的微观系统局限于家庭，随着儿童的成长，此系统变得越来越复杂。儿童不仅受微观系统中人的影响，而且他们的生物及社会性特征（习惯、气质、生理特征和能力）也影响着同伴的行为。因此，微观系统是一个动态发展的环境系统，系统之中的每个个体都影响着别人，同时也受到其他个体的影响。

（2）中间系统（Mesosystem），是微观系统之间的联系及相互作用，例如父母之间的关系、其他与儿童发展密切相关的人（例如儿童的医生、老师等）的关系和相互作用。布朗芬布伦纳认为，如果微观系统间的互动联系存在消极、对抗，那么将会给儿童发展带来严重的不良影响。相反，若微观系统间的联系是积极的，则会对儿童发展产生事半功倍的作用。例如，面临离婚危机的父母关系恶劣，家庭冲突剧烈增加，对儿童的身心发展将会产生巨大的负面影响；一个经常在家里获得优先权的孩子，如果到学校后失去了这种优势，将不利于他与同学间的交往，甚至会影响老师的教育方式。

（3）外层系统（Exosystem），指儿童并没有直接参与但能对儿童发展造成影响的系统。例如，经济困难会使家长对生活感到不满意和烦恼，变得更为急躁易怒，各种消极事件或压力对他们的伤害，导致他们难以积极参与儿童的生活，提供足够的精神和物质支持。较为完善的福利政策可以为特殊儿童及其家庭提供更大的物质支持或者更多更具针对性的服务，从而有利于儿童发展。外层系统对儿童的发展有间接影响。

（4）宏观系统（Macrosystem），指存在于微观系统、中间系统和外层系统中的各种文化与社会环境的总和，是儿童发展所处的大文化（或亚文化）环境，是一个广阔的意识形态（如价值观、法律、宗教观、社会阶层、道德风尚等）。社会阶层、群体观点或文化及亚文化，会影响儿童在家庭、社区、学校等的经历。儿童身处不同的意识形态中将会产生不同的效果，它从不同系统影响儿童价值观以及知识经验的形成。例如，在反对体罚儿童、提倡以非暴力方式解决人际冲突的文化中，家庭虐待儿童的概率较低。

（5）历时系统（Chronosystem），是一个时间维度，指出随着时间推移，一方面儿童自身随着年龄增长而发展，另一方面儿童所处的生态环境系统也随着时代的变化而变化，同时这两者间相互联系、相互作用。强调儿童动态发展要与时间及其环境相结合。比如夫妻离婚后的一年时间里对儿童的消极影响会达到高峰，并且男孩所受到的负面影响比女孩要大。

总之，布朗芬布伦纳认为这若干个系统嵌套在一起，构成了儿童发展的生态环境系统。这些系统不是单个地、孤立地起作用，而是一个复合体系，它们以直接或间接的作用，为儿童生存和发展提供条件，以一种相互渗透、相互作用的方式，影响着儿童的发展。

生态系统结构见图 6－1。

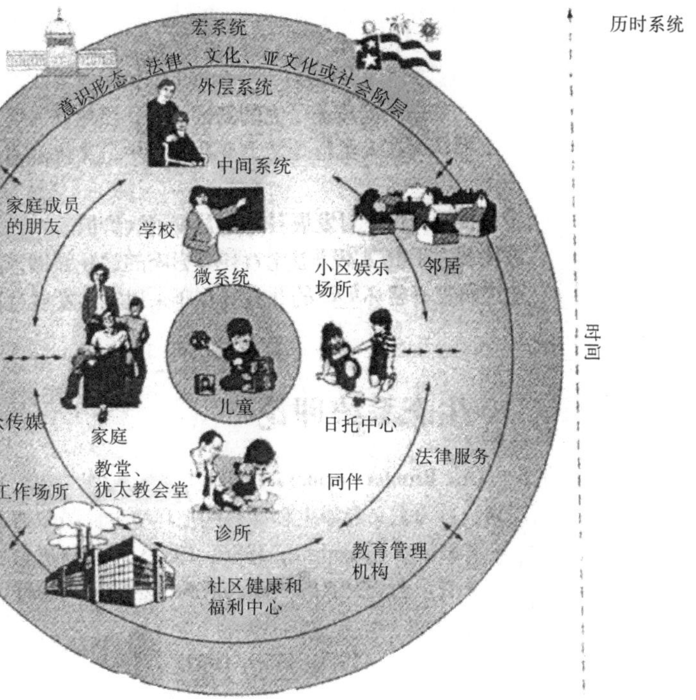

图 6-1　生态系统结构

6.3　结果

6.3.1　5 岁以下儿童营养不良生态系统分析

对于 5 岁以下儿童营养不良发生因素，诸多研究者特别强调除儿童自身以外的环境因素，这在某种程度上与生态系统理论的思路是一致的。这些环境因素包括 5 岁以下儿童生活的周围环境及所接触的不良因素，对儿童、家长和幼儿教师的营养健康教育情况，与儿童营养有关的政策法规等。

婴幼儿生存与发展生态系统见图 6-2。

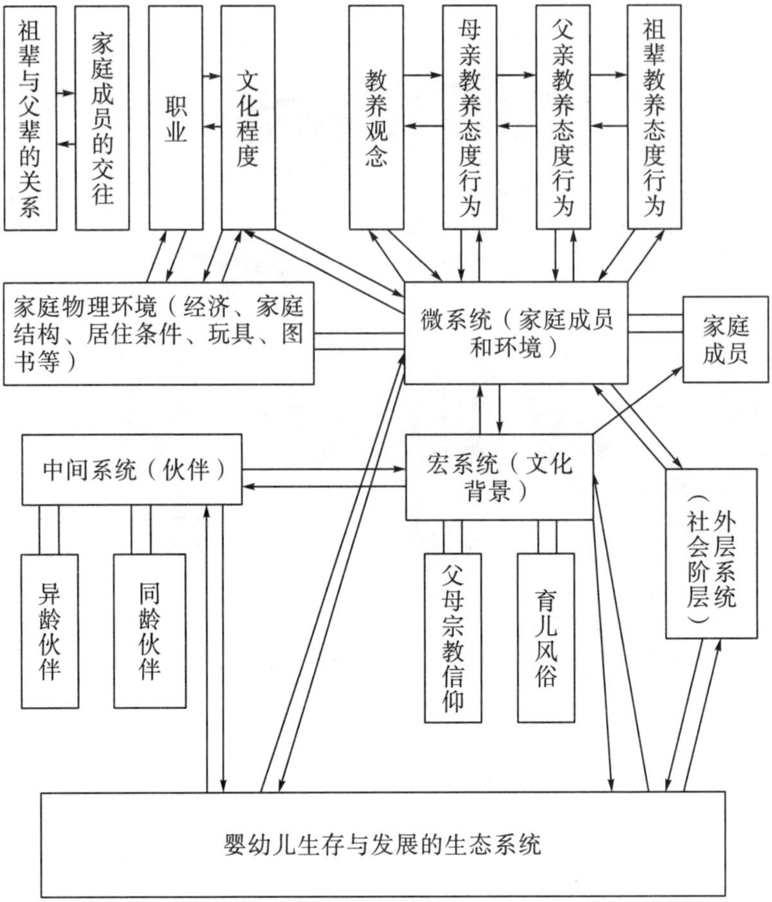

图 6-2　婴幼儿生存与发展生态系统

6.3.1.1　个体因素

在对 5 岁以下儿童营养不良干预模式的研究中，儿童个体因素，如儿童年龄、性别、民族、疾病史、出生时情况等受到学界关注。儿童如果经常发生腹泻或者患呼吸系统疾病，一方面会引起食欲下降使营养摄入减少，另一方面患病状态本身又会消耗更多营养，从而增加儿童营养不良发生的风险。同时，与足月儿相比，早产儿更容易面临营养缺乏以及宫外生长迟缓危险。对早产儿科学的营养管理是一个长期、系统的过程，不应只在住院期间予以重视。在出院后这段时间，部分早产儿依然需要较高能量和科学营养以满足其追赶生长的需要。早产儿本身因宫内营养储备不足，出生后并发症多，胃肠功能不成熟，吸吮能力弱，若未给予足够的科学营养喂养，将会使其生长发育进一步落后。

6.3.1.2 微观系统变量

微观系统是成长中儿童直接接触和产生体验的环境。对于5岁以下儿童，家庭生态系统和幼儿园生态系统是他们主要身处的微观系统。

（1）家庭生态系统。

家庭是婴幼儿生存和发展最初的，也是最基本的社会生态环境。儿童是家庭生态系统的一个组成部分，家庭生态系统对儿童生长发展的影响是通过家庭成员的人际互动来实现的。同时，儿童不仅被动参与，他们的行为特征反过来对父母和祖辈的营养健康相关行为和方式产生一定的影响。

1）家庭特征子系统。

家庭特征包括家庭的经济状况、房屋面积、小区环境、家庭文化氛围等。作为儿童成长的客观条件，它从整体上影响儿童的营养健康状况。

有研究显示，家庭经济状况对孩子成长教育的差异在统计学上无意义，但是对于某一具体家庭而言，家庭条件过于优越或者过于贫困，都会影响家庭功能的发挥。家庭所处的内外部环境舒适，经济条件能保证给孩子提供充足的营养，家庭内部气氛和谐，家庭文化具有科学的喂养和行为养成特征，都将给儿童创造一个良好的成长环境。

2）父母子系统。

父母的养育作用和养育行为是家庭生态系统中最主要和最活跃的因素。父母为儿童成长提供生存和发展的物质条件，为儿童营造适宜的生存和发展的感情环境以及促进他们智能发展的刺激环境。父母是5岁以下儿童，尤其是婴幼儿主要的抚养者、日常生活的主要照料者和主要的陪伴者及教育者，因此父母对儿童生长发育的重要性怎么强调也不过分。

a. 父母子系统中的母亲。

教育家福禄倍尔说过："未来社会的命运，与其说操纵在掌权者手中，不如说操纵在母亲们手里。"在任何一个社会，母亲都是婴幼儿最主要的抚养者。在婴幼儿的养育活动中母亲占据了最重要的地位。是母亲给孩子喂奶，哄他们入睡，给孩子洗澡，陪他们看病吃药，照顾孩子的饮食起居，在孩子生病或感到不舒服时给他们安慰。因此，母亲自身的素养、在社会工作环境中所处的状态，以及对儿童营养健康知识的掌握情况都与儿童的生长发育息息相关。

b. 父母子系统中的父亲。

由于历史文化的影响，父母社会职能的分工有所不同，父亲直接护理孩子的时间较少，但是父亲对孩子的成长发育仍然具有其他人不可替代的作用。大多数家庭，父亲的职业和经济收入决定了家庭的经济和社会地位，这将整体上影响儿童营养的获取。同时，一般来说，父亲对于孩子饮食及作息习惯的养成、社会行为特征的形成具有非常重要的作用。对孩子倾注足够的关注，较为科学而严格规范儿童行为的父亲，容易帮助孩子养成不偏食、不挑食，早睡早起，少吃垃圾食品的行为习惯，从而降低儿童发生营养不良的风险。

c. 家庭其他成员。

构成婴幼儿成长环境的，除了父母以外，还有其他成员。在城市地区，由于父亲工作繁忙，母亲也较快返回职场，由祖父母带孩子的比例较大。在农村地区，父母外出打工和三代同堂的习俗也使祖父母参与孩子喂养的情况增多。由于祖辈有宽裕的时间，同时具有养育儿童的经验，能够耐心地对待孩子，对孩子的生长发育起到了好的作用。但是，如果老人缺乏科学喂养的理念，纵容孩子的不良饮食行为，或是持有某些如“重男轻女”的落后观念，则会对儿童营养健康状况带来不利影响。

3）儿童行为子系统。

儿童行为子系统包括儿童的饮食习惯、膳食结构、作息习惯等生活行为特征。家庭特征及父母子系统直接影响儿童行为子系统的形成，但是儿童并非仅仅被动地受外界环境的影响，他们同时是主动的“发展者”，他们的自身特征会反过来作用于家庭成员，互相影响，从而最终形成具有他们自身特性的儿童行为子系统。

a. 饮食行为。

研究显示，营养不良儿童大多存在食欲不好，偏食、挑食及爱吃零食等不良习惯。饮食习惯不好的儿童可能会出现体重不增、营养素缺乏及认知能力下降等问题。多种因素可能造成这些不良习惯的形成，如缺乏正确的喂养知识、家长不良的示范、溺爱等。研究表明，父母和儿童的互动与饮食习惯相辅相成，互动不良则可能出现不良饮食行为，而饮食行为问题会进一步恶化父母与儿童的互动。

b. 生活习惯行为。

养成良好的生活作息习惯也有助于儿童健康成长。本研究显示，较早入睡、保持充足睡眠是营养不良的保护因素。同时，对于较大的儿童，能够经常锻炼身体，增强体质，减少疾病发生，也会有利于他们的营养健康状况。

（2）幼儿园生态系统。

对于进入幼儿园的儿童，幼儿园生态系统作为家庭生态系统的重要补充，从各方面对儿童营养健康状况产生影响。

幼儿园的内外部环境、幼儿教师的喂养意识及态度、幼儿园提供的膳食是否充足及合理、园方是否就儿童营养健康行为与家庭充分沟通等皆是入园儿童营养健康水平相关影响因素。

6.3.1.3 中间系统变量

中间系统指两个或多个微观系统之间的环境，如父母工作单位、家庭所处的邻里社区、学校管理部门等的相互联系和彼此作用，其他与儿童发展密切相关的人（例如医生、老师等）的关系和相互作用。

（1）社区儿童卫生营养监测与健康教育。

儿童主要的生活地点是家庭，而家庭存在于社区之中。一个好的社区能和家庭紧密联系，良好地相互影响，从而提高儿童营养健康水平。按照医改的整体部署，儿童保健服务主要由社区卫生服务中心提供。社区需掌握辖区内儿童的基本健康信息，为营养不良及高危儿童建立专案管理，与家庭密切联系，提供不同层次的儿童保健服务以及儿童营养健康教育知识。通过动态监测儿童营养状况，及时与家庭沟通探讨，针对危害儿童营养健康行为进行干预。

（2）幼儿园儿童营养卫生管理。

对于入园儿童，幼儿园是他们生活的重要场所。一方面，幼儿园提供的膳食结构是否合理、食品是否卫生、营养是否充足将直接影响到儿童营养的摄入。另一方面，幼儿教师对儿童营养健康行为的认识是否到位、他们能否帮助儿童改变危害健康行为都作用于入园儿童的营养健康。在此基础上，幼儿园与家庭生态系统需紧密联系与沟通作用，托幼机构需将以上内容反馈给家庭成员，双方充分交流与探讨，幼儿园教师告知家长孩子在园进食情况以及需纠正的不良饮食或作息习惯，家长配合幼儿园在家庭进行相应的干预和指导。这种良性互动将会促进儿童营养健康相关行为的养成，从而提高儿童营养水平。反之，若两个系统间沟通不畅，或故意隐瞒信息，将会对儿童营养产生不良作用。

6.3.1.4 外层系统变量

外层系统是指儿童并没有直接参与但是能对儿童发展造成影响的系统。

（1）地区卫生水平。

一个地区的整体卫生水平对儿童发展也将产生影响。本研究显示，辖区内卫生资源分布越密集，床位、卫生人员、医生及卫生防疫人员资源越充沛，该地区儿童营养不良患病率越低。地区整体卫生水平高，意味着儿童所处的家庭、社区、幼儿园的卫生状况较好，与儿童密切相关的家人、老师、邻居等具有更健康的身体状态和科学的卫生知识及行为习惯。这些都从各个方面间接影响儿童的健康成长和营养状况。

（2）妇幼卫生发展状况。

妇幼卫生发展状况包括结果导向的地区妇女儿童健康水平、过程导向的孕产妇及儿童保健服务量，以及结构导向的产儿科服务能力、妇幼保健机构及人力资源状况。

孕产妇死亡率、婴儿死亡率、新生儿访视率、住院分娩率等指标反映了一个地区的妇女儿童健康水平。本研究显示，这些指标越好，该地的儿童营养不良患病率越低。同时，地区产科及儿童的服务水平和服务能力也作用于儿童营养健康状况。而与以上这些结果和过程指标密切相关的是当地提供妇幼保健服务机构的发展状况、妇幼保健人才队伍的建设情况等。综上，当地如果对妇幼保健机构投入足够的资源进行建设，从软件和硬件方面加强对孕产妇及儿童提供保健服务以及疾病诊治服务，那么该地区的儿童营养健康水平将会有效提高。

6.3.1.5 宏观系统变量

宏观系统是指个体所处的整个社会的组织机构和文化、亚文化的背景，它涵盖了前述的微观系统、中间系统和外层系统，并对它们产生作用、施加影响。

本研究显示，儿童所处社会的整体经济状况、生活环境的城市化水平、交通便利程度、社会福利的完善程度等，都是影响儿童营养健康水平的宏观系统变量。同时，对于一个国家和地区，保障儿童权利相关的法律法规，与儿童有关的保健服务规范、医疗保险保障措施，以及针对特定儿童群的营养干预项目，是避免儿童发生营养不良的强有力的手段。

总之，5 岁以下儿童营养生态系统是由多个子系统构成的，而每个子系统不是孤立地发挥作用，它们相互作用及影响。由儿童自身个体因素、家庭及幼儿园微观系统、社区儿童营养卫生监测与健康教育以及托幼机构和家庭互动构成的中间系统，地区卫生水平和妇幼卫生发展状况构成的外层系统，以及由经济、文化、政策等构成的宏观系统共同组成了 5 岁以下儿童营养生态系统。在这个系统中，儿童的营养健康状况是各个系统、多种影响因素相互作用及影响的结果，是各个系统协调和平衡的结果。如果其中某个子系统存在问题或作用发挥不良，儿童营养健康成长的生态环境系统将会受到影响。同时，儿童在系统中不是被动地接受各个外部环境系统的影响，他们主动地参与其中并作用于这些环境因素。

6.3.2 以生态系统理论为指导的儿童营养不良干预模式

6.3.2.1 生态系统干预模式的构建

降低儿童营养不良患病率，提高儿童营养健康水平，是全球儿童发展的共同目标，也是中国政府向世界的承诺。儿童营养问题涉及卫生、教育、社区服务、公共管理等众多领域，对于儿童营养不良的预防和控制、发生和发展、治疗和预后等的研究和实践工作，不能局限于儿童个体，而应该考虑到家庭、幼儿园、儿童保健服务机构、社会大背景。因此，以生态系统理论为指导的儿童营养不良干预模式的构建需遵循以下原则：

（1）多系统性：要充分调动各微观系统的积极资源，防止儿童营养不良的发生或促进营养健康情况改善。

（2）多层次性：既要对儿童个人进行行为纠正和临床治疗，又要对其生存的环境进行干预；既要重视与儿童直接相关的微观系统的干预，又要重视对中间系统、外层系统和宏观系统的干预，在更高层面上干预可能会在微观系统层面发挥强大的作用。

（3）多维度性：既有横向对某时期儿童、家庭、幼儿园、社区等各系统普遍的综合干预，又有纵向的，即对某地区或对某人群各系统间相互关系变化的特定性综合干预，还应动态考虑时空参数及个体应变策略参数。

（4）动态性：应人、应时、应地采取适应性、变化性的综合干预措施。儿童是不断成长的个体，在成长过程中，儿童自身和生存的环境都在发展变化。儿童在不同时期的营养不良干预措施的重点有所不同，同时社会经济、政策、法规、文化习俗、时代变迁也是在制定综合干预策略时需要考虑的因素。

作为系统性的社会工程，对于5岁以下儿童营养不良的干预，任何一个组织和机构都不可能独立完成，必须通过多种实施路径，依靠各类机构和组织来改善儿童营养与健康状况。因此，本研究形成了基于生态系统理论的5岁以下儿童营养不良干预模式（图6－3）。

生态系统	参与机构	对象及目标
宏观系统 国家综合实力提高改善儿童生存与成长环境 儿童福利及权利保障 儿童营养立法	国家各级政府机构 经济、交通、文化、卫生、教育、法律主管部门	提高国家经济水平、交通便利程度，完善儿童生存环境，制定保障儿童权利，提高儿童福利以及改善儿童营养的政策、法规
外层系统 地区儿童营养卫生规划的执行 卫生服务水平的提高 妇幼保健服务的可及性与公平性提升	卫生行政部门 医护院校及研究机构 医疗卫生机构 各级妇幼保健机构	合理规划区域卫生资源，增强妇幼卫生服务能力，加强产儿科建设，提升辖区卫妇幼生水平，关注重点地区和人群。
中间系统 社区儿童保健服务与健康教育 幼儿园儿童营养卫生管理 儿童基本公共卫生服务的落实	社区卫生服务中心 乡镇卫生院 村卫生室 学前教育机构	发挥社区卫生服务中心的作用，营造健康社区、安全社区，基层公共卫生三级网络落实儿童保健工作，进行监测、随访和干预，加强对幼儿园的管理和营养健康教育培训。
微观系统 孕期营养指导 儿童膳食干预项目 家庭成员营养健康教育	妇幼保健机构 健康教育部门	妇幼保健机构进行孕期营养指导，对儿童营养障碍进行干预，采取各种方法对儿童监护人进行健康教育

图6－3 基于生态系统理论的5岁以下儿童营养不良干预模式

6.3.2.2 儿童营养不良干预策略

《中国儿童发展纲要（2011—2020年）》将改善孕产妇和儿童营养作为重要任务，提出了降低生长迟缓率、低体重率等目标，进一步明确了儿童营养改善的策略措施。我们应充分认识到，儿童营养不良仍然是发展中国家的一个重要的公共卫生问题，而防治项目的首要问题是贫困和食品安全问题。

1990年联合国儿童基金会提出“3A”用于制定“改善发展中国家妇女儿童营养策略”。评价（Assessment）妇女和儿童的营养状况，分析（Analysis）营养问题产生的原因、职责、能力和模式，行动（Action）指在分析和可利用资源的基础上对目标人群制定和采取营养干预行动。本研究在四川省儿童营养状况流行病学调查的基础上，分析了营养不良个体水平和群体水平的影响因素，基于此构建了生态系统理论指导下的综合干预模式，综合国内外儿童营养改善措施的经验，提出以下行动建议：

（1）政府行动策略。

儿童营养改善应是整个国家和社会关注的公共卫生问题，必须由政府主导，调动社会各个层面的资源，提供政策保障，全盘、综合考虑行动策略。各级政府应将儿童营养改善作为提高国民素质的战略任务，纳入国家经济和社会发展规划，纳入扶贫开发战略，完善相关保障制度和政策措施，加大投入力度，建立稳定的儿童营养改善经费保障机制。

1）改善儿童生存环境。

政府应完善各项有关民生的社会政策，包括经济、交通、教育、卫生、法制建设等。通过大力发展经济，提高国民生活水平，发展交通提高儿童获取资源的便利度，完善儿童教育机构建设，加强法制建设，提高卫生水平和强化保障措施，从而给儿童成长提供一个安全、健康、公平的环境。

2）保障儿童权利与福利。

广义的儿童福利是指所有面向全体儿童，促进儿童生理、心理及社会潜能最佳发展的各种措施及服务，它具有普适性，强调社会公平。狭义的儿童福利是指针对特定儿童及家庭的服务，尤其是在家庭或其他社会机构中需求没能满足的儿童，例如孤儿、流浪儿、残疾儿童、被遗弃的儿童、行为偏差或情绪困扰的儿童、家庭破碎的儿童、被虐待或被忽视的儿童等。这些特殊困难环境中的儿童往往需要予以特别的救助、保护、矫治。狭义的儿童福利的重点是对弱势儿童的照顾。

1990年我国政府签署了联合国《儿童权利公约》。为履行承诺，我国制定了《中国儿童发展纲要（2011—2020年）》这个有关儿童福利的纲领性文件，在保障儿童教育、医疗、娱乐以及儿童收养、困难儿童补助等方面开展了系列工作。今后，政府应进一步提高儿童福利层次，针对新形势下涌现的留守儿童、流浪儿童、农村偏远地区儿童等，完善儿童福利网建设，保障儿童权利和福利。

3）儿童营养立法。

作为社会主义法治国家，健全的法律体系是实施各项政策措施的有力保障。在儿童营养改善方面，美国以《儿童营养法案》为基础，设置了儿童营养干预项目，提供儿童营养专项资金，并通过法案中的各项条款，确保各项工作的实施和开展。我国目前已出台了《母乳代用品销售管理办法》等法律法规，但是这些法律法规还没有引起全社会的重视，涉及的内容也较为有限。因此，我国应借鉴国外经验，同时结合我国国情，设置专门的儿童营养法案，在法案的基础上制定相关政策和干预措施，为现有儿童营养相关法律法规做好补充和提升，进一步强化儿童营养改善工作实施的保障。

（2）卫生系统行动策略。

1）地区卫生水平。

策略一：进行科学的区域卫生规划，加强区（县）医疗机构的建设，提升基层医疗机构的软、硬件实力，提高地区卫生服务的可及性和公平性。

策略二：在卫生事业发展规划中，将儿童营养改善作为重要内容，列入公共卫生重大专项。以农村特别是贫困地区农村为重点，实施学龄前儿童营养与健康干预项目，更加关注弱势儿童群体的营养与健康问题，积极探索改善其营养状况的有效模式，促进不同地区和人群之间的儿童营养均衡发展。

策略三：重视健康教育，将儿童营养健康教育纳入地区卫生健康教育。卫生部门组织制作健康教育宣传手册，结合儿童心理和认知特点，采取漫画、图片、简单文字说明等既能激发儿童的学习兴趣又便于记忆的形式进行宣传。卫生服务机构在提供医疗保健服务时，对不良喂养或不良饮食习惯进行干预指导。

2）妇幼卫生水平。

策略一：加强妇幼保健服务机构建设。政府应对提供妇幼卫生服务的医疗保健机构加大投入，制定和完善机构规范化建设标准，严格把关机构服务资质和准入，实施科学有效的绩效考核，调动服务机构和人员的主观能动性，保障妇幼卫生服务的高质高效提供。

策略二：提高地区妇幼卫生服务能力。完善妇幼保健人员队伍建设，巩固妇幼卫生三级网络，稳定基层妇幼卫生人员队伍，实行乡村级妇幼人员工作津贴等措施。

策略三：提高孕产期和儿童保健服务质量，实行孕期和婴幼儿期营养干预措施。在孕期，针对性地增补叶酸、钙等以平衡能量和蛋白质，进行孕期体重干预，控制出生体重。在婴幼儿期，及时进行新生儿访视，按规范进行体检，指导母亲进行科学的母乳喂养和辅食添加等，监测儿童发育情况，在特殊情况下进行微量营养素干预。

总之，通过对地区妇幼卫生服务能力、服务质量和服务流程的全面完善，提高地区妇幼卫生发展水平，降低孕产妇和婴儿死亡率，提高住院分娩率、产后访视率、新生儿访视率，提高孕产妇系统管理和3岁以下儿童系统管理的质量，为更多5岁以下儿童提供方便、有效的卫生保健服务。

(3) 专业机构协同行动策略。

1) 政府主导，专业机构协同。

5岁以下儿童营养状况直接或间接受到多方面社会因素的影响，需要得到各级各类相关部门的共同关注。保护儿童优先发展是政府的职责，政府作为社会政策的制定者，应充分发挥主导作用，调查儿童营养的影响因素，明确儿童营养改善工作所涉及的部门，制定有效的政策措施，使各部门相互配合，共同应对儿童营养问题。

我国目前在儿童营养改善方面主要依靠卫生系统的力量，尽管在教育、福利及社会救助等方面也都制定了有利于儿童营养改善的政策措施，但是还欠缺多部门合作的政策措施，需要进一步明确各部门目标，使其认真规划、合理分工。要通过以卫生部门为主导、其他部门通力协作的形式，建立多部门合作机制，多角度应对儿童营养问题。政府部门应明确各部门在儿童营养改善工作中的任务目标，认真规划并合理分配各项资源，使各部门能够充分发挥自身的重要作用。

2) 分工合作，专业机构履职。

在政府主导下，各级卫生行政部门、医疗保健机构、教育文卫单位、大专科研院校等机构精诚合作，整合各机构的力量实施以下策略：

策略一：完善儿童营养监测系统，提供可靠数据信息。准确详实的儿童营养健康相关数据不但可以为科研工作的开展提供信息支持，而且能够为政府部门明确营养改善工作重点，从而制定适宜、有效的干预措施。应进一步完善我国现有营养监测系统，提高指标涵盖的全面性和监测结果的可靠性，加强对信息收集过程及其管理部门的监督。将儿童营养作为评价区域经济社会发展的重要指标，纳入国家统计公报，定期向社会公布。

策略二：实施儿童营养改善项目，建立专项资金。根据不同地区不同儿童营养问题，在政府主导下，妇幼保健机构与大专院校等科研单位专业人员开展科学的调研分析及项目设计，动员各级医疗卫生机构、幼儿园、社区卫生服务中心等资源，实施儿童营养改善项目。应注意到经济增长不能直接影响儿童营养状况，儿童营养状况的彻底改善，更需要加大对儿童营养方面的直接投入，建立长期、有效的专项资金。例如，针对贫困地区农村儿童生长迟缓问题，提供专门的母亲和儿童食品补贴政策，保障其基本营养物质的获得等。

(4) 重点地区和人群行动策略。

明确各类营养问题的重点干预地区，因地制宜地开展营养改善项目。例如，在城市和经济转型的地区，儿童面临的主要营养问题已逐渐演变为肥胖和营养相关慢性病，通过对周边居民情况有所了解的社区卫生服务机构、村卫生室等机构，定期对儿童看护人进行培训，需要充分调动家庭的力量，使其能够更为直观地学习儿童营养相关保健知识和方法，进而改变家庭行为方式，改善儿童膳食结构。而在西部及贫困农村地区，儿童营养不良和缺铁性贫血等疾病的患病率依然较高。由于其主要受经济因素的影响，因此，需要加快西部和农村地区的经济发展，为儿童提供充足的营养物质资源。除了接受国家的经济和政策支持外，地方政府也应加强对贫困地区的重视，充分利用当地可开发的资源，为儿童营养改善提供更可靠的物质保障。例如，大力发展绿色农业，为当地儿童提供营养丰富的食物；挖掘当地特色资源和能源，促进地方经济发展，提高居民生活水平，为儿童创造良好的成长环境等。

针对不同年龄段儿童所面对的不同的营养问题，应根据儿童生长发育特点，将5岁以下儿童按月龄段分组，分别分析该年龄段可能面对的主要营养问题和障碍，明确营养干预重点，制定相应的改善措施，从而预防营养疾病的发生。例如，维生素D缺乏多发生于2岁以下儿童，应在产后访视、新生儿访视及之后的儿童系统管理过程中，增加维生素D缺乏对儿童健康和营养状况影响等的健康教育工作，加强家长对这类问题的重视程度，进行定期体检和监测，对营养障碍儿童建立专案，进行跟踪随访。

总之，儿童营养改善是一个系统的社会性工程。从空间范围看，儿童营养改善主要涉及家庭、幼儿园、社区和社会四个主要领域；从时间范围看，儿童营养改善包括孕期、婴幼儿期、幼儿园教育期、家庭生活期和社会生活期。生态系统理论将“过程、人、环境、时间”都纳入其中，强调人的发展是在一个层层叠叠、互相联系的生态系统中发生、发展的。基于生态系统理论的儿童营养不良综合干预模式，能够系统地推进儿童营养改善事业，促进儿童整体健康发展，为全面建设小康社会奠定坚实的人口素质基础。

附　录

附录一　健康检查的标准流程及质量控制

注意事项：①体重的测量需在空腹状态下进行（饭后 2 小时，排便后）；②所有体检项目需由两名以上儿保人员完成。

（一）精度要求

1. 2 岁以下儿童：身长精确度为 0.1cm，体重精确度为 0.01kg。

2. 2~6 岁儿童：身高精确度为 0.1cm，体重精确度为 0.1kg。

（二）测量方法

1. 2~6 岁儿童身高测量。

（1）测量前校正：保证立柱与踏板（地面）垂直，靠墙置于平整地面上。滑板应与立柱垂直。

（2）测量时，要求被测者脱去鞋、帽、外衣，女童解开发辫。取立正姿势，站在踏板（平整地面）上，收腹挺胸，两臂自然下垂，脚跟靠拢，脚尖分开约 60 度，双膝并拢挺直，两眼平视正前方，眼眶下缘与耳廓上缘保持在同一水平。脚跟、臀部和两肩胛角间三个点同时接触立柱，头部保持正立。

（3）测量者手持滑板轻轻向下滑动，直到底面与颅顶点相接触，此时观察被测者姿势是否正确，确认姿势正确后读取数字，以厘米为单位，记录到小数点后一位，注意测量者的眼睛与滑板在同一水平面上。

2. 2 岁以下儿童身长的测量。

（1）将量板平放在桌面（平整地面）上。

（2）让母亲脱去儿童鞋帽和厚衣裤，使其仰卧于量板中线上。

（3）助手固定儿童头部使其接触头板。保证儿童面向上，两耳在一水平上，两侧耳廓上缘与眼眶下缘的连线与量板垂直。

（4）测量者位于儿童右侧，在确定儿童平卧于量板中线后，将左手置于儿童膝部，使之固定，右手滑动滑板，使之贴紧儿童足跟。当两侧标尺读数一致时，读取滑板内侧数据至小数点后一位。

3. 体重的测量。

（1）2~6 岁儿童体重的测量。

体重计放在平整的地面上。仪器校准：以 10 公升水为参考物校准体重秤，应在每次移动体重秤后进行校准，误差不超过±0.1kg。测量前，要求被测者脱去鞋、帽子和外面的衣服。

如果个别儿童不合作可由家长怀抱儿童，测量记录家长+儿童的体重，再单独测量记录家长体重，二者相减得到儿童体重，但 2 个测量值（家长+儿童的体重，家长体重）均需记录于纸上。

（2）2 岁以下儿童：以千克为单位，记录至小数点后两位。将体重计置于稳定的水平地面，安放平稳，要求被测者脱掉鞋袜和厚重外套，只着轻薄衣物，仰卧或坐于体重计上，四肢不得与其他物体相接触，待幼儿安静时读出被测者体重值，精确到 0.01kg。

（三）质量控制

1. 所有体重计在使用前均须通过计量部门认证。

2. 各监测乡镇卫生院（社区卫生服务中心/站）的妇幼医生必须经过省级妇幼医生的专业培训。

附录二 相关表卡

附表 1 5 岁以下儿童生长发育检测结果

填表单位： 填表人： 时间：

编号	儿童姓名	年龄（月龄）	性别	散居/集体	身高（cm）	体重（kg）

附表 2 出生体重测量结果

填表单位： 填表人： 时间：

编号	新生儿姓名	性别	出生孕周	出生体重（g）

附表 3 县（市、区）卫生资源调查问卷

调查单位：________省________市________县（市、区）

调查日期：________年________月________日

A. 自然情况

1. 县（市、区）辖区面积________平方公里 □□□□□ A1
2. 地形：①山地 ②高原 ③盆地 ④平原 ⑤丘陵 □ A2
3. 该地区的平均海拔高度________米 □□□□ A3

B. 行政区划情况

1. 街道办事处数（乡镇）________个 □□□□ B2
2. 村（居委会数）________个 □□□□ B3

C. 国民经济指标

1. 2011 年该地区人均国民生产总值________元 □□□□□ C1

2. 2011 年该地区城镇居民可支配收入________元 □□□□□ C2

3. 2011 年该地区农村居民人均纯收入________元 □□□□□ C3

D. 人口情况

1. 该地区 2011 年总人口数________万人 □□□.□ D1

2. 其中男性人口总数________万人 □□□.□ D2

3. 其中女性人口总数________万人 □□□.□ D3

4. 育龄妇女人数

E. 医疗保健和社会福利情况

1. 该地区医院/卫生院数________个 □□□□ E1

2. 该地区医院/卫生院床位数________个 □□□□ E2

3. 该地区医生数________人 □□□□ E3

4. 该地区卫生人员数________人 □□□□ E4

5. 该地区去年户籍人口人均基本公卫经费标准为______元/人/年 □□ E5

6. 该地区去年配置基本公卫经费时是否考虑到非户籍常住人口? □ E6

①是 ②否

7. 助产服务机构数________

8. 助产技术资格人员数________

9. 产科床位数________

10. 儿科床位数________

11. 儿科医生数________

12. 该地区妇女保健年门诊量________

13. 该地区儿童保健年门诊量________

附表 4　5 岁以下儿童营养不良影响因素调查问卷

5 岁以下营养不良影响因素调查问卷

编号：□□□□□□

姓名：________

身份证号：□□□□□□□□□□□□□□□□□□

详细地址：________________________________　邮编：□□□□□□

联系电话：□□□-□□□□□□□□(住宅)

□□□-□□□□□□□□(办公室)

□□□□□□□□□□□(手机)

调查员姓名：________　调查日期：________月________日

您好，5 岁以下儿童营养不良情况调查项目由四川省 XXX 牵头，各级妇幼保健机构参与完成。在此期间，将开展问卷调查、健康教育、健康检查等几项工作。我们真诚希望您的参与，您所提供的个人信息将仅供研究使用，我们将对此严格保密。请您认真了解项目情况后填写调查问卷并成为项目参与人员。为便于联系，请您留下真实的个人信息。

四川省 XXX

A. 体格检查及既往疾病史

1. 儿童身高：________cm　□□□ A1
2. 儿童体重：________kg　□□ A2
3. 儿童年龄：________岁　□ A3
4. 儿童性别：　□ A4

①男　②女

5. 是否早产儿：　□ A5

①是　②否

6. 是否低出生体重儿：　□ A6

①是　②否

如果①是，则出生时体重：________kg　□□ A6a

7. 是否患有呼吸系统疾病：　□ A7

①是　②否

如果①是，则患有何种呼吸系统疾病：________　________A7a

8. 是否经常腹泻： □ A8

①是 ②否

9. 是否患有肠道寄生虫感染： □ A9

①是 ②否

B. 家庭基本情况

10. 是否经常有父母陪伴身边： □ B1

①是 ②否

11. 是否单亲： □ B2

①是 ②否

12. 父母是否接受过营养与饮食卫生相关健康教育： □ B3

①是 ②否

13. 母亲民族：□ B4a 父亲民族：□ B4b

①汉族 ②其他

14. 家庭人均月收入： □ B5

①<1000 元 ②1000～3000 元 ③3000～5000 元 ④>5000 元

15. 母亲文化程度：□ B6a 父亲文化程度：□ B6b

①小学及以下 ②初中 ③高中 ④本科及大专 ⑤研究生及以上

16. 母亲职业：□ B7a 父亲职业：□ B7b

①工人 ②农民 ③行政人员 ④经商 ⑤其他

17. 是否流动人口： □ B8

①是 ②否

C. 孕母情况

18. 母亲是否贫血： □ C1

①是 ②否

19. 母亲怀孕年龄：________岁 □□ C2

20. 胎龄：________周 □□ C3

21. 母亲身高________cm □□□ C4a

父亲身高________cm □□□ C4b

22. 母亲孕期体重________kg □□ C5a

父亲体重________kg □□ C5b

23. 孕期与孕前相比是否有明显增重（>8kg 为明显增重）： □ C6

①是 ②否

24. 母亲是否经常发脾气、持续情绪低落或有过严重情绪变化： □ C7
①是 ②否
25. 母亲平均每天工作时间：________小时/天 □ C8
26. 母亲孕早期是否出现下列情况： ①有 ②无
发烧>38℃ □ C9a 病毒感染 □ C9b 糖尿病 □ C9c 放射史 □ C9d 服药史（磺胺类、抗生素、避孕药等，接触农药或其他有毒物质） □ C9e
27. 母亲有无下列妊娠合并症： ①有 ②无
心脏病 □ C10a 糖尿病 □ C10b 急性病毒性肝炎 □ C10c
甲亢 □ C10d 贫血 □ C10e 特发性血小板减少性紫癜 □ C10f
肺结核 □ C10g 慢性肾炎 □ C10h 急性肾盂肾炎 □ C10i
急性阑尾炎 □ C10j 肠梗阻 □ C10k 系统性红斑狼疮 □ C10L
性病 □ C10m 便秘 □ C10n 其他________□ C10o
28. 母亲有无下列妊娠并发症： ①有 ②无
妊娠高血压 □ C11a 前置胎盘 □ C11b 胎盘早剥 □ C11c
羊水过少 □ C11d IUGR □ C11e 过期妊娠 □ C11f
胎膜早破 □ C11g 多胎妊娠 □ C11h 脐带绕颈□ C11i
血型不合 □ C11j 胎儿宫内窘迫□ C11k 先兆早产 □ C11L
其他________ □ C11m

D. 饮食、睡眠与运动情况
29. 是否纯母乳喂养： □ D1
①是 ②否
如果选①是，则断奶时孩子多大：________个月 □□ D1a
30. 开始添加辅食的时间：出生后________个月 □□ D2
31. 每日运动时间： □ D3
①不运动 ②<10 分钟/天 ③10～30 分钟/天 ④>30 分钟/天
32. 每日睡眠时长： □ D4
①<8 小时/天 ②8～10 小时/天 ③>10 小时/天
33. 每晚睡觉时间： □ D5
①10 点以前 ②10 点～12 点 ③12 点以后
34. 家庭饮水来源： □ D6
①桶装水（饮水机）②自来水 ③井水 ④江河湖泊水 ⑤塘水 ⑥其他
35. 儿童每次就餐所用时间： □ D7
①<25 分钟 ②25～50 分钟 ③>50 分钟

36. 是否偏食、挑食： □ D8

①是 ②否

37. 是否补充营养剂： □ D9

①铁剂 ②维生素 ③钙剂 ④其他 ⑤没有补充

38. 是否限制零食： □ D10

①是 ②否

39. 荤素偏好： □ D11

①偏素 ②偏荤 ③无偏好

40. 早餐摄入频率： □ D12

①偶尔 ②有时 ③经常

41. 吃西餐频率： □ D13

①偶尔 ②有时 ③经常

42. 膳食中是否包括肉类、禽类、鱼类食物： □ D14

①<1 次/周 ②1～2 次/周 ③≥3 次/周

43. 膳食中是否包括谷物、大豆制品： □ D15

①<1 次/周 ②1～2 次/周 ③≥3 次/周

44. 牛奶摄入频率： □ D16

①<100 毫升/天 ②100～250 毫升/天 ③>250 毫升/天

45. 鸡蛋摄入频率： □ D17

①<3 个/周 ② 3～7 个/周 ③≥8 个/周

46. 动物血摄入频率： □ D18

①<1 次/周 ②1～2 次/周 ③≥3 次/周

47. 水果摄入频率： □ D19

①<1 次/周 ②1～2 次/周 ③≥3 次/周

48. 甜饮料摄入频率： □ D20

①无 ②偶尔 ③有时 ④经常

附录三 相关指标定义

1. 住院分娩：在取得助产技术资质的机构分娩。

2. 出生后即称体重：出生后 1 小时内称体重。

3. 低出生体重：出生后即称体重的活产儿，体重低于 2500g。

4. 母乳喂养：询问前 24 小时内，喂过母乳。

5. 纯母乳喂养：询问前 24 小时内，除喂母乳外，不添加任何辅助食品、饮料及水，但在有医学指征的情况下可加少量维生素、矿物质和药物。

6. 6 个月内婴儿纯母乳喂养率：监测的 0～5 月龄婴儿中，纯母乳喂养婴儿所占比例。

7. 12～15 月龄儿童继续母乳喂养率：监测的 12～15 月龄儿童中，母乳喂养儿童所占比例。

8. 适时引入固体、半固体或软质食物：指婴儿在 6～8 月龄时，引入固体、半固体或软质食物。

9. 5 岁以下儿童生长发育评价。

低体重：5 岁以下儿童的测量体重低于同性别同年龄标准人群体重中位数减 2 个标准差（低出生体重不包括在内）。

消瘦：5 岁以下儿童的测量身长/身高别体重低于同性别同年龄标准人群身长/身高别体重中位数减 2 个标准差。

生长迟缓：5 岁以下儿童的测量身长/身高低于同年龄标准人群身长/身高中位数减 2 个标准差。

超重：5 岁以下儿童的测量体重高于同年龄同性别标准人群体重中位数加 2 个标准差而低于同年龄同性别标准人群体重中位数加 3 个标准差。

肥胖：5 岁以下儿童的测量体重高于同年龄同性别标准人群体重中位数加 3 个标准差。

10. 5～6 岁儿童生长发育评价。

低体重：5～6 岁儿童的 BMI（体量指数）低于同性别同年龄标准人群 BMI 中位数减 2 个标准差，而高于同性别同年龄标准人群 BMI 中位数减 3 个标准差。

消瘦：5～6 岁儿童的 BMI 低于同性别同年龄标准人群 BMI 中位数减 3 个标准差。

超重：5～6 岁儿童的 BMI 高于同年龄同性别标准人群 BMI 中位数加 2 个标准差而低于同年龄同性别标准人群 BMI 中位数加 3 个标准差。

肥胖：5～6 岁儿童的 BMI 高于同年龄同性别标准人群 BMI 中位数加 3 个标

准差。

11. 呼吸道感染 2 周患病率：监测的 0～6 岁儿童中，在调查（保健当日）前 2 周患呼吸道感染的儿童所占比例。

12. 腹泻 2 周患病率：监测的 0～6 岁儿童中，在调查（保健当日）前 2 周腹泻儿童所占比例。

13. 计算公式：

$$低出生体重发生率=\frac{该年该地区低出生体重儿数}{某年某地区出生即测体重的活产数}\times 100\%$$

$$低体重率=\frac{该年该地该年龄段儿童体重<(中位数-2SD)人数}{某年某地某年龄段儿童生长监测人数}\times 100\%$$

$$消瘦率=\frac{该年该地该年龄段儿童身长/身高别体重<(中位数-2SD)人数}{某年某地某年龄段儿童生长监测人数}\times 100\%$$

$$生长迟缓率=\frac{该年该地该年龄段儿童身高<(中位数-2SD)人数}{某年某地某年龄段儿童生长监测人数}\times 100\%$$

$$超重率=\frac{该年该地该年龄段儿童体重>(中位数+2SD)并且<(中位数+3SD)人数}{某年某地某年龄段儿童生长监测人数}\times 100\%$$

$$肥胖率=\frac{该年该地该年龄段儿童体重>(中位数+3SD)人数}{某年某地某年龄段儿童生长监测人数}\times 100\%$$

$$6个月内婴儿纯母乳喂养率=\frac{该年该地监测的0\sim5月龄婴儿纯母乳喂养人数}{某年某地监测的0\sim5月龄婴儿数}\times 100\%$$

$$12\sim15月龄儿童继续母乳喂养率=\frac{该年该地监测的12\sim15月龄儿童母乳喂养人数}{某年某地监测的12\sim15月龄儿童数}\times 100\%$$

$$5岁以下儿童呼吸道感染2周患病率=\frac{该年该地在保健前2周内患呼吸道感染性疾病的5岁以下儿童数}{某年某地监测的5岁以下儿童数}\times 100\%$$

$$5岁以下儿童腹泻2周患病率=\frac{该年该地在调查前2周内患腹泻的5岁以下儿童数}{某年某地监测的5岁以下儿童数}\times 100\%$$

参考文献

[1] 谢弗. 发展心理学：儿童与青少年 [M]. 邹泓，译. 6 版. 北京：中国轻工业出版社，2005.

[2] Angie C K. An ecological approach to examining cumulative violence exposure among urban，american adolescents [J]. Child Adolescents Social Work，2008，25 (1)：25－41.

[3] 文军. 社会工作模式：理论与应用 [M]. 北京：高等教育出版社，2010.

[4] 师海玲，范燕宁. 社会生态系统理论阐释下的人类行为与社会环境——2004 年查尔斯·扎斯特罗关于人类行为与社会环境的新探讨 [J]. 首都师范大学学报（社会科学版），2005 (4)：94－97.

[5] 侯凤友. 社会生态系统论心理发展观述评 [J]. 辽宁教育行政学院学报，2005 (12)：40－41.

[6] Charles Z，Karen K K. Understanding Human Behavior and Social Environment [M]. 6th Edition. Belmont：Thomson Brooks/Cole，2004.

[7] 范明林. 社会工作理论与实务 [M]. 上海：上海大学出版社，2007.

[8] 李迎生. 社会工作概论 [M]. 北京：中国人民大学出版社，2004.

[9] 派恩，冯亚丽，叶鹏飞. 现代社会工作理论 [M]. 3 版. 北京：中国人民大学出版社，2008.

[10] 汪新建. 人类行为与社会环境 [M]. 天津：天津人民出版社，2008.

[11] 宋丽玉，曾华源，施教裕，等. 社会工作理论：处遇模式与案例分析 [M]. 台北：洪叶文化事业有限公司，2000.

[12] Bronfenbrenner U. The Ecology of Human Development：Experiments by Nature and Design [M]. Cambridge. MA：Harvard University Press，1979.

[13] Bronfenbrenner U. Ecology of the family as a context for human development：research perspectives [J]. Developmental Psychology，1986，22 (6)：723－742.

[14] 范国睿. 教育生态学 [M]. 北京：人民教育出版社，1999.

[15] Smith L E，Seltzer M M，Tager-Flusberg H，et al. A comparative analysis

of well-being and coping among mothers of toddlers and mothers of adolescents with ASD [J]. Journal of Autism & Developmental Disorders, 2008, 38 (5): 876.

[16] Naama A P, Alison P, Kirby D D. Do risk factors for problem behaviour act in a cumulative manner? An examination of ethnic minority and majority children through an ecological prospective [J]. Journal of Child Psychology and Psychiatry, 2004, 45 (4): 707−718.

[17] 席居哲. 儿童心理健康发展的家庭生态系统特点研究 [D]. 上海: 华东师范大学, 2003.

[18] 朱皕. 近 50 年来发展心理学生态化研究的回顾与前瞻 [J]. 心理科学, 2005, 28 (4): 922−925.

[19] 吕勤, 陈会昌, 王莉. 儿童行为问题及其相关父母教养因素研究综述 [J]. 心理科学, 2003, 26 (1): 130−132.

[20] 鲁洁. 教育社会学 [M]. 北京: 人民教育出版社, 1993.

[21] 何大慧, 郑瑶. 农村幼儿家庭教育 [M]. 北京: 教育科学出版社, 1993.

[22] 庞丽娟, 李辉. 婴儿心理学 [M]. 杭州: 浙江教育出版社, 1993.

[23] 朱家雄, 华爱华, 等. 幼儿园环境与幼儿行为和发展的研究 [M]. 北京: 世界图书出版公司, 1996.

[24] 李胜男, 岑国桢. 生态环境说、人生历程说——儿童心理发展的两种理论 [J]. 宁波大学学报 (教育科学版), 2001, 23 (6): 24−27.

[25] Saito K, Korzenik J R, Jekel J F, et al. A case-control study of maternal knowledge of malnutrition and health-care-seeking attitudes in rural South India [J]. Yale Journal of Biology and Medicine, 1997, 70 (2):149−160.

[26] Oldewage-Theron W H, Dicks E G, Napier C E, et al. A community-based integrated nutrition research programme to alleviate poverty: baseline survey [J]. Public Health, 2005, 119 (4): 312−320.

[27] Galvfin M, Amigo H. Programs destined to decrease the chronic malnutrition−a review in Latin American [J]. Archivos Latinoamericanos De Nutricion, 2007, 57 (4): 316−326.

[28] UNICEF. The State of The World's Children [M]. Oxford: Oxford University Press, 1998.

[29] 赵仲堂. 流行病学研究方法与应用 [M]. 北京: 科学出版社, 2005.

[30] 李立明. 流行病学 [M]. 6 版. 北京: 人民卫生出版社, 2007.

[31] Tenenhaus M. Component-based structural equation modeling [J]. Total Quality Management & Business Excellence, 2008, 19 (7): 871−886.

[32] Tenenhaus M, Vinzi V E, Chatelin Y M, et al. PLS path modeling [J]. Computational Statistics & Data Analysis, 2005, 48 (1): 159−205.

[33] Wold H. Model construction and evaluation when theoretical knowledge is scarce [J]. Evaluation of Econometric Models, 1980 (1): 47−74.

[34] Vinzi V E, Trinchera L, Amato S. PLS path modeling: from foundations to recent developments and open issues for model assessment and improvement [J]. Springer Berlin Heidelberg, 2010 (1): 47−82.

[35] 王惠文，吴载斌，孟浩. 偏最小二乘回归的线性与非线性办法 [M]. 北京：国防工业出版社，2006.

[36] Fornell C, Bookstein F L. Two structural equation models: lisrel and pls applied to consumer exit-voice theory [J]. Journal of Marketing Research, 1982, 19 (4): 440−452.

[37] 郝冉. PLS路径建模在2007北京市诚信调查中的应用研究 [D]. 北京：首都经济贸易大学，2008.

[38] Ringle C M, Wende S, Will A. SmartPLS2.0 M3 [EB/OL]. http://www.smartpls.com.

[39] Effon B, Tibshirani R, Tibshirani R J. An Introduction to The Bootstrap [M]. New York: Chapman&Hall, 1993.

[40] Carmines E G, Zeller R A. Reliability and Validity Assessment [M]. London: Sage Publications, 1985.

[41] Fornell C, Larcker D F. Evaluating structural equation models with unobservable variables and measurement error [J]. Journal of Marketing Research, 1981, 18 (1): 39−50.

[42] 赵富强，张磊，陈钒. 基于PLS路径模型的顾客满意度测评研究 [J]. 北京理工大学学报（社会科学版），2010，12（4）：61−65.

[43] 杨戈，罗碧如，杨晓丽. 健康信念模式教育对社区婴儿生长发育的影响 [J]. 中国全科医学，2014，17（29）：3495−3497.

[44] 于冬梅，刘爱东，于文涛，等. 中国贫困地区母亲外出打工儿童的营养不良状况及影响因素研究 [J]. 卫生研究，2013，42（3）：429−432.

[45] 吴娟，周淑红. 不同性质幼儿园儿童营养状况比较分析 [J]. 中国妇幼健康研究，2007，18（4）：274−277.

[46] 魏学燕，葩丽泽·买买提，张格祥，等. 新疆贫困地区0～6岁儿童营养不良状况及影响因素分析 [J]. 中国学校卫生，2013，34（7）：785−787.

[47] 杨慧敏，肖峰，尹德卢，等. 健康管理对0～36月龄社区儿童生长发育的影响 [J]. 中华流行病学杂志，2014，35（11）：1244−1248.

［48］付肖兵，廉洁，施萍. 社区 0～36 月龄儿童家长对儿童健康管理知识知晓情况分析［J］. 中华全科医学杂志，2012，11（7）：519－521.
［49］段成荣，吕利丹，郭静，等. 我国农村留守儿童生存和发展基本状况——基于第六次人口普查数据的分析［J］. 人口学刊，2013，35（3）：37－49.
［50］陈绍红，廖珠根，何仕劼. 江西省农村留守儿童营养状况分析［J］. 中国妇幼保健，2013，28（1）：68－70.
［51］覃耀明. 广西农村 9991 名 5 岁以下儿童中度营养不良发生情况及影响因素分析［J］. 中国儿童保健杂志，2010，37（21）：4025－4028.
［52］杨虹，方志峰，赵琳，等. 2008 年广西部分贫困农村 2 岁以下婴幼儿营养不良现状及其影响因素分析［J］. 卫生研究，2010，39（4）：469－471.
［53］崔颖，杨丽，巫琦，等. 西藏农村 3 岁以下儿童营养状况及影响因素分析［J］. 中国公共卫生，2008，24（11）：1301－1302.
［54］赵江，陈升文，万蓉，等. 2009～2010 年云南省广南县 0～5 岁儿童营养不良状况及影响因素［J］. 卫生研究，2013，42（1）：67－71.
［55］辛小青，聂四平，詹键，等. 贵阳市学龄前儿童营养状况及其影响因素分析［J］. 中国学校卫生，2006，27（8）：664－665.
［56］郑举鹏，林艳，奚燕娟. 深圳市 0～2 岁儿童营养状况及其影响因素的调查研究［J］. 中国全科医学，2003，6（9）：753－755.
［57］彭彦彬，翟凤英，林海，等. 影响中国较贫困地区学龄前儿童营养的多因素分析［J］. 广西预防医学，2003，9（5）：311－314.
［58］施展，莫宝庆. 2012 年南京市学龄前儿童营养不良现状及其影响因素研究［J］. 江苏预防医学，2013，24（5）：20－22.
［59］陈善昌，尹莉蓉，冯永萍. 不同喂养方式对早产儿生长发育的影响［J］. 中国妇幼保健，2012，27（24）：3740－3742.
［60］杜文雯，张兵，苏畅，等. 贫困地区 5 岁以下儿童营养状况对智力发育的影响研究［J］. 中国健康教育，2011，27（6）：408－411.
［61］赵丽云，于冬梅，刘爱冬，等. 2006 年中国儿童与孕产妇营养健康状况调查［J］. 卫生研究，2008，1（1）：65－67.
［62］尚煜，李进华，阎承生，等. 河北省 5 岁以下儿童生长发育 Z 评分及营养状况评价［J］. 中国儿童保健杂志，2011，19（10）：933－935.
［63］王玉英，陈春明，何武. 中国儿童营养状况 15 年变化分析——应用 2006 年世界卫生组织儿童生长发育标准评价中国儿童营养状况［J］. 卫生研究，2007，36（2）：203－206.
［64］钱凤，张书芳，叶冰，等. 河南省农村地区 5 岁以下儿童营养状况分析［J］. 现代预防医学，2011，38（23）：4874－4875.

[65] 赵文莉，杨海霞，陈瑞，等．甘肃省贫困农村地区5岁以下儿童营养不良和贫血状况调查［J］．中国健康教育，2012，28（1）：12－15.
[66] 王林江，王学良，常锋，等．应用两种标准评价儿童生长发育状况［J］．现代预防医学，2011，38（13）：2487－2488.
[67] 夏欣，王涛，王春丽，等．松岗街道学龄前儿童营养状况分析［J］．中国保健营养，2013（9）：621－622.
[68] 林爱琴，于雁，侯晨辉，等．河南省农村地区学龄前儿童生长发育与营养状况调查分析［J］．实用儿科临床杂志，2011，26（23）：1815－1816.
[69] 张凤英，覃树勇，兰作平，等．4000名5岁以下儿童营养与健康状况分析［J］．重庆医学，2013，42（8）：922－923.
[70] 卫生部．中国0－6岁儿童营养发展报告（2012）［R］．2012.
[71] 周文渊，王晓莉，罗树生，等．中西部50个县5岁以下儿童生长迟缓研究［J］．中国儿童保健杂志，2008，16（3）：265－267.
[72] 曾婷，李红辉．5岁以下儿童营养不良的调查及干预研究进展［J］．中国社区医师（医学专业），2012，14（8）：20－21.
[73] 郝波，赵更力．儿童营养不良与生存的干预措施［J］．中国妇幼健康研究，2009，20（4）：460－461.
[74] 杨晓光，王志宏，何宇纳，等．我国5岁以下儿童营养不良状况及变化趋势［J］．营养学报，2005，27（3）：185－188.
[75] 陈明霞，何武，富振英，等．2000年中国不同地区5岁以下儿童营养不良的影响因素分析［J］．卫生研究，2003，32（3）：249－253.
[76] 刘爱东，赵丽云，于冬梅，等．中国5岁以下儿童营养不良现状及其变化趋势的研究［J］．卫生研究，2008，37（3）：324－326.
[77] 杜其云，姚宽保，胡茹珊，等．湖南省农村7岁以下留守儿童喂养及健康状况研究［J］．实用预防医学，2010，17（9）：1741－1743.
[78] 龚正涛，杨勤．湖北省农村留守儿童营养供给状况及影响因素配对调查［J］．中国妇幼保健，2010，25（26）：3775－3778.
[79] 罗力萌．农村留守老人的生存状况及其改善对策研究——以邵阳市HC镇为例［D］．长沙：湖南师范大学，2009.
[80] 常素英，何武，陈春明．中国儿童营养状况15年变化分析——5岁以下儿童生长发育变化特点［J］．卫生研究，2006，35（6）：768－771.
[81] 武阳丰，马冠生，胡永华，等．中国居民的超重和肥胖流行现状［J］．中华预防医学杂志，2005，39（5）：316－320.
[82] 孙闽君，毕道远，孙锡荣，等．烟台5市区0～6岁儿童营养状况调查［J］．中国妇幼保健，2007，22（35）：5068－5070.

[83] 张勇，刘达美，关蕴良，等. 重庆市228例产妇孕期营养相关行为对母婴营养状况的影响 [J]. 中国妇幼保健，2013，28 (29)：4821－4824.

[84] 王林静，钟淑婷，宁艳辉. 168例孕妇的营养状况与新生儿出生体重的关系 [J]. 广东医学，2007，28 (9)：1499－1500.

[85] 张静. 孕期合理营养的重要性 [J]. 中外健康文摘，2014 (20)：294.

[86] Ogden C L，Troiano R P，Briefel R R，et al. Prevalence of overweight among preschool children in the United States，1971 through 1994 [J]. Pediatrics，1997，99 (4)：635－638.

[87] 邱文英. 婴幼儿中重度营养不良91例病因分析及干预措施 [J]. 中国妇幼保健，2010，25 (7)：941－942.

[88] 王桂香，徐萍，邢杰，等. 5岁以下儿童低体重病因的病例对照研究 [J]. 中国初级卫生保健，2000，14 (3)：38－39.

[89] 韩慧，汤建军，张勤. 蚌埠市826名儿童营养Z评分及膳食相关行为分析 [J]. 齐齐哈尔医学院学报，2012，33 (8)：1038－1040.

[90] 张晓琼，王军，周雪，等. 裕固族140名3～6岁儿童膳食营养及营养状况评价 [J]. 中国学校卫生，2011，32 (2)：141－143.

[91] 张桂芳，徐英，刘长节. 福安市城乡学龄前儿童膳食与营养状况调查 [J]. 临床和实验医学杂志，2011，10 (11)：846－847.

[92] 刘永芳，陈立，龚敏，等. 维生素A复合其他微量营养素对3～6岁儿童营养状况的影响 [J]. 第二军医大学学报，2013，34 (8)：828－834.

[93] 樊利春，汤成毅，李超，等. 海南省农村5岁以下儿童营养现状分析 [J]. 海南医学，2012，23 (12)：127－129.

[94] 九市儿童体格发育调查协作组，首都儿科研究所. 2006年中国九城市七岁以下儿童单纯性肥胖流行病学调查 [J]. 中华儿科杂志，2008，46 (3)：174－178.

[95] Phengxay M，Ali M，Yagyu F，et al. Risk factors for protein-energy malnutrition in children under 5 years：study from Luangprabang Province，Laos [J]. Pediatrics International，2010，49 (2)：260－265.

[96] Restrepo B N，Restepo M T，et al. Nutritional status of indigenous children aged up to six years in the Embera-Katio Indian reserve in Tierralta，Cordoba，Colombia [J]. Biomédica Revista Del Instituto Nacional De Salud，2006，26 (4)：517.

[97] 蒋汝刚. 151例儿童营养不良的病例对照研究 [J]. 中国儿童保健杂志，2006，14 (1)：73－73.

[98] 杨文方. 儿童营养不良的生存危机 [J]. 国外医学·妇幼保健分册，2001，

12（2）：87－89.

［99］Oliveira V A，Assis A M，Pinheiro S M，et al. Determinants of weight and linear growth deficits in children under two years of age［J］. Revista De Saude Publica，2006，40（5）：874－882.

［100］Abidoye R O，Nwachie A N，Ekanem E E. A comparative study of the weaning practices and growth pattern in 3-24 month old infants fed formula and food in Nitel Health Centers and PHC′s of Mushin Local Government area of Lagos，Nigeria［J］. Nutrition Research，2000，20（10）:1377－1387.

［101］甘仰本，蔡军，林莉，等. 儿童肥胖症的流行现状及其影响因素［J］. 中国慢性病预防与控制，2007，15（3）：292－294.

［102］Australian Government Department of Health and Ageing. Australian National Breastfeeding Strategy 2010－2015［R］. 2009.

［103］Nutrition Section. National Nutrition Policy and Strategy：Nutrition Section［EB/OL］. http://mohp. gov. np/english/files/new _ publications/9 － 1 － Nutrition－Policy－and－strategy. pdf,2004.

［104］富振英，何武，陈春明. 婴幼儿生长发育与辅食添加的关系［J］. 卫生研究，2000，29（5）：279－282.

［105］尹博. 健康行为改变的跨理论模型［J］. 中国心理卫生杂志，2007，21（3）:194－199.

［106］孔浩南，胡俊峰. 健康行为改变理论在健康教育中的应用进展［J］. 健康教育与健康促进，2010，5（3）：219－222.

［107］Kaljee L，Genberg B，Minh T，et al. Alcohol use and HIV risk behaviors among rural adolescents in Khanh Hoa Province VietNam［J］. Health Education Research，2005，20（1）：71－80.

［108］Phillip L. Rice. 健康心理学［M］. 胡佩诚，等译. 北京：中国轻工业出版社，2000.

［109］李静，潘怡，王卓，等. 健康行为阶段改变理论模型综述［J］. 现代预防医学，2011，38（23）：4914－4916.

［110］王燕，张胜林，王亮，等. 结构方程模型在健康行为改变理论中的应用［J］. 中国健康教育，2010，26（9）：673－675，686.

［111］王玉秀，顾伟铭，陈嵘，等. 基于健康行为改变理论的学生体质健康促进策略——以浙江省为例［J］. 浙江工业大学学报（社会科学版），2014，13（1）：60－65.

［112］김혜경. Development of Health Communication Strategies for Health

Behavior Change: Application of Social Ecological Models to Smoking Cessation Intervention [J]. Korean Journal of Health Education and Promotion, 2010, 27 (4): 177-188.

[113] Park E S, Im Y J, Cho E J. Development of an ecological model to improve health care management for children in Child Care Centers [J]. Journal of Korean Academy of Child Health Nursing, 2013, 19 (1): 59-59.

[114] Sepideh H, Katayon V, Khadijeh M N, et al. Effects of education based on the health belief model on screening behavior in high risk women for breast cancer, Tehran, Iran [J]. Asian Pacific Journal of Cancer Prevention, 2011, 12 (1): 49-54.

[115] Ar Y S, Clark M J, Hunter A, et al. Determinants of physical activity in primary school students using the health belief model [J]. Journal of Multidisciplinary Healthcare, 2013, 6 (1): 119-126.

[116] Cheraghi P, Poorolajal J, Hazavehi S M, et al. Effect of educating mothers on injury prevention among children aged < 5 years using the health belief model: a randomized controlled trial [J]. Public Health, 2014, 128 (9): 825-830.

[117] 孙昕霙，郭岩，孙静. 健康信念模式与计划行为理论整合模型的验证[J]. 北京大学学报（医学版），2009，41（2）：129-134.

[118] Akompab D, Bi P, Williams S, et al. Heat waves and climate change: applying the health belief model to identify predictors of risk perception and adaptive behaviours in Adelaide, Australia [J]. International Journal of Environmental Research and Public Health, 2013, 10 (6): 2164-2184.

[119] Kim H S, Ahn J, No J K. Applying the health belief model to college students′ health behavior [J]. Nutrition Research and Practice, 2012, 6 (6): 551-558.

[120] Kim Y. Factors associated with health promotion of caregivers based on a socio-ecological model [J]. Journal of Korean Public Health Nursing, 2011, 25 (1): 61-72.

[121] Tavafian S S, Aghamolaei T, Gregory D, et al. Prediction of seat belt use among iranian automobile drivers: application of the theory of planned behavior and the health belief model [J]. Traffic Injury Prevention, 2011, 12 (1): 48-53.

[122] Chasan T L, Fortner R T, Gollenberg A, et al. A prospective cohort study of modifiable risk factors for gestational diabetes among hispanic

women: design and baseline characteristics [J]. Journal of Women's Health, 2010, 19 (1): 117-124.
[123] Davis J L, Buchanan K L, Green B L. Racial/ethnic differences in cancer prevention beliefs: applying the health belief model framework [J]. American Journal of Health Promotion, 2013, 27 (6): 384-389.
[124] 杨延冬，杨慧霞. 孕期体重管理和预后 [J]. 实用妇产科杂志，2012, 28 (2): 85-87.
[125] Kwon J S, Kim C, Lee Y, et al. Development of nutrition education program for hypertension based on health belief model, applying focus group interview [J]. Korean Journal of Community Nutrition, 2012, 17 (1): 623-636.
[126] Smith P J, Humiston S C, Marcuse E K, et al. Parental delay or refusal of vaccine doses, childhood vaccanation coverage at 24 months of age, and the health belief model [J]. Public Health Reports, 2011, 126 (2): 135-146.
[127] Ersin F, Bahar Z. Effect of health belief model and health promotion model on breast cancer early diagnosis behavior: a systematic review [J]. Asian Pacific Journal of Cancer Prevention, 2011, 12 (10): 2555-2562.
[128] 冯秀珍，岳文磊. 基于 TRA 理论的虚拟团队信息共享行为模型研究 [J]. 情报杂志，2009, 28 (5): 14-18.
[129] 于丹，董大海，刘瑞明，等. 理性行为理论及其拓展研究的现状与展望 [J]. 心理科学进展，2008, 16 (5): 796-802.
[130] Hackman C L, Knowlden A P. Theory of reasoned action and theory of planned behavior-based dietary interventions in adolescents and young adults: a systematic review [J]. Adolescent Health, Medicine and Therapeutics, 2014, 5: 101-114.
[131] Ghaneian M T, Momayyezi M, Morowatisharifabad M A. Health belief model and reasoned action theory in predicting water saving behaviors in Yazd, Iran [J]. Health Promotion Perspectives, 2012, 2 (2): 136-144.
[132] Jonsson B, Baker S R, Lindberg P, et al. Factors influencing oral hygiene behaviour and gingival outcomes 3 and 12 months after initial periodontal treatment: an exploratory test of an extended theory of reasoned action [J]. Journal of Clinical Periodontology, 2012, 39 (2): 138-144.
[133] Smita C B, Siriwardena M B, Mohammad I M. What influences pre hospital cannulation intentions in paramedics? An application of the theory of reasoned action [J]. Journal of Evaluation in Clinical Practice, 2011,

17 (1): 84-90.
[134] Randolph M E, Pinkerton S D, Somlai A M, et al. Seriously mentally ill women's safer sex behaviors and the theory of reasoned action [J]. Health Education & Behavior: the Official Publication of the Society for Public Health Education, 2009, 36 (5): 948.
[135] Merav B N, Valery B B, Okev B A. Nurses' perception of the quality of care they provide to hospitalized drug addicts: testing the theory of reasoned action [J]. International Journal of Nursing Practice, 2009, 15 (6):566-573.
[136] Baldwin A S, Potter S M, Loehr V G. Competitive hypothesis testing of the health belief model and the theory of planned behavior: using observational and experimental studies on the fluvaccine [J]. Annals of Behavior Medicine, 2014, 47: 222-224.
[137] Willa M, Doswell, Betty J. Testing the theory of reasoned action in explaining sexual behavior among african american young teen girls [J]. Journal of Pediatric Nursing, 2011, 26 (6): 45-54.
[138] Montanaro E A, Bryan A D. Comparing theory-based condom interventions: health belief model versus theory of planned behavior [J]. Health Psychology, 2014, 33 (10): 1251-1260.
[139] Frew P M, Archibald M, Martinez N, et al. Promoting HIV vaccine research in African American communities: Does the theory of reasoned action explain potential outcomes of involvement? [J]. Challenge (Atlanta, Ga.), 2007, 13 (2): 61-97.
[140] 康华，蒋晓莲，Meyrick C M. 理性行为理论对我国护理教育的启示 [J]. 护士进修杂志，2012，27 (6): 501-503.
[141] Gerend M A, Shepherd J E. Predicting human papillomavirus vaccine uptake in young adult women: comparing the health belief model and theory of planned behavior [J]. Annals of Behavioral Medicine, 2012, 22 (2): 171-180.
[142] Logan T K, Cole J, Leukefeld C. Women sex and HIV: social and contextual factors, meta analysis of published interventions, and implications for practice and research [J]. Psychological Bulletin, 2002, 128 (6): 851-885.
[143] Jackson K M, Aiken L S. Apsycho social model of sunprotection and sunbathing in young women: the impact of health beliefs, attitudes,

norms and selfefficacy for sunprotection [J]. Health Psychology, 2000, 19 (5): 469-478.

[144] Courneya K S, Bobick T M. Integrating the theory of planned behavior with the process and stages of change in the exercised omain [J]. Psychology of Sport and Exercise, 2000, 1 (1): 41-56.

[145] Mc Clenahan C, Shevlin M, Adamson G, et al. Testicular self-examination: a test of the health belief model and the theory of planned behaviour [J]. Health Education Research, 2007, 22 (2): 274-284.

[146] Fortier M S, Kowal J, Lemyre L, et al. Intentions and actual physical activity behavior change in a community-based sample of middle-aged women: contributions from the theory of planned behavior and self-determination theory [J]. International Journal of Sport & Exercise Psychology, 2009, 7 (1): 46-67.

[147] 王媛媛，王燕，张敬旭. 行为改变理论在公共卫生领域中的应用 [J]. 中国社会医学杂志，2007，24 (2): 79-81.

[148] Bronfenbrenner U. Toward an experimental ecology of human development [J]. American Psychologist, 1977, 32 (7): 513-531.

[149] Golden S D, Earp J A. Social ecological approaches to individuals and their contexts: twenty years of health education & behavior health promotion interventions. [J]. Health education & behavior: the Official Publication of The Society for Public Health Education, 2012, 39 (3): 364-372.

[150] McLeroy K R. An ecological perspective on health promotion programs [J]. Health Education & Behavior, 1988, 15 (4): 351-377.

[151] Bronfenbrenner U. Ecological systems theory [J]. Annals of Child Development, 1989, 22: 723-742.

[152] Kelly J G. Changing contexts and the field of community psychology [J]. American Joumal of Conmamity Psychology, 1990, 18 (6): 769-792.

[153] Wachs T D. The nature of nurture [M]. Newbury Park: SAGE Publications, 1992.

[154] Spence J C. Toward acomprehensive model of physical activity [J]. Psychology of Sport and Exercise, 2003, 4 (1): 7-24.

[155] Sallis J F, Owen N, Glanz F M. Ecological Models in Health Behavior and Health Education: Theory, Research, and Practice [M]. Missisauga: Jassey-Bass, 1997.

[156] Blakely T A, Woodward A J. Ecological effects in multi-level studies [J]. Journal of Epidemiology & Community Health, 2000, 54 (5): 367-374.

[157] Maibach E W, Abroms L C, Marosits M. Communication and marketing as tools to cultivate the public's health: a proposed "people and places" framework [J]. BMC Public Health, 2007, 7 (1): 1-15.

[158] Richard L, Gauvin L, Raine K. Ecological models revisited: their uses and evolution in health promotion over two decades [J]. Annual Review of Public Health, 2011, 32 (1): 307-326.

[159] Aston H J. An ecological model of mental health promotion for school communities: adolescent views about mental health promotion in secondary schools in the UK [J]. International Journal of Mental Health Promotion, 2014, 16 (5): 289-307.

[160] Zhang T, Solmon M. Integrating self-determination theory with the social ecological model to understand students' physical activity behaviors [J]. International Review of Sport and Exercise Psychology, 2013, 6 (1): 54-76.

[161] Davison K K, Jurkowski J M, Lawson H A. Reframing family-centred obesity prevention using the family ecological model [J]. Public Health Nutrition, 2013, 16 (10): 1861-1869.

[162] Baral S, Logie C H, Grosso A, et al. Modified social ecological model: a tool to guide the assessment of the risks and risk contexts of HIV epidemics [J]. BMC Public Health, 2013, 13 (1): 482.

[163] Kumar S, Quinn S C, Kim K H, et al. The social ecological model as a framework for determinants of 2009 H1N1 influenza vaccine uptake in the United States [J]. Health Education & Behavior, 2012, 39 (2): 229-243.

[164] Reed M. Childhood obesity policy: implications for African American girls and a nursing ecological model [J]. Nusing Science Quarterly, 2013, 26 (1): 86-95.

[165] Moskell C, Allred S B. Integrating human and natural systems in community psychology: an ecological model of stewardship behavior [J]. American Journal of Community Psychology, 2013, 51 (1): 1-14.

[166] 陈春明. 中国居民营养与健康状况调查报告之一：2002 营养改善与相关政策研究 [M]. 北京：人民卫生出版社，2009.

[167] 王陇德. 中国居民营养与健康状况调查报告之一：2002 综合报告 [M]. 北京：人民卫生出版社，2005.
[168] 卫生部. 中国儿童生长标准与生长曲线 [M]. 上海：第二军医大学出版社，2009.
[169] 荫士安. 中国 0−6 岁儿童营养与健康状况：2002 年中国居民营养与健康状况调查 [M]. 北京：人民卫生出版社，2008.
[170] 赵丽云，于冬梅，刘爱东，等. 2006 年中国儿童与孕产妇营养健康状况调查结果分析 [J]. 卫生研究，2008，37 (1)：65−67.
[171] 沈建华，张笑男，俞跃萍，等. 云南 15 种特有少数民族 0~6 岁儿童营养不良和肥胖的调查研究 [J]. 卫生软科学，2020，34 (1)：28−32.
[172] 陈瑞，张印红，杨海霞，等. 2006 年甘肃贫困农村 0~5 岁儿童营养状况及影响因素分析 [J]. 中华预防医学杂志，2013，47 (12)：1159−1161.
[173] 张继国，张兵，刘爱东，等. 西部贫困农村 5 岁以下儿童营养不良状况分析 [J]. 中国健康教育，2011，27 (6)：403−405.
[174] 马艺，王惠珊，黄菁，等. 少数民族地区儿童喂养及生长发育情况分析 [J]. 中国妇幼健康研究，2010，21 (4)：406−409.
[175] 巴蕾，赵伟. 北京市朝阳区 5 岁以下流动儿童营养与健康状况调查 [J]. 中国儿童保健杂志，2012，20 (8)：753−755.
[176] 张秋韵. 梅州市 5 岁以下儿童健康状况分析 [J]. 中国医药导报，2011，8 (22)：141−143.
[177] 左清华. 马尔康城区 0−6 岁儿童体格发育和营养不良现状分析 [J]. 中国保健营养，2013 (5)：139−140.
[178] 李华，李惠岚，林兆利，等. 成都青白江区 1~36 个月婴幼儿饮食行为及家庭喂养状况的调查分析 [J]. 医学信息，2013 (17)：56−57.
[179] 于文涛，贾凤梅，李婕，等. 四川省彭州市地震灾后婴幼儿童营养健康状况调查分析 [J]. 卫生研究，2012，41 (4)：570−571.
[180] 邹奕，沈笑梅，程英，等. 1604 例儿童营养不良结果分析 [J]. 中国保健营养，2012，22 (10)：4067−4068.
[181] 刘祖阳，颜玲，兰真，等. 四川省地震灾区 3 县市 6 岁以下儿童营养健康状况分析 [J]. 预防医学情报杂志，2010，26 (7)：534−537.
[182] 袁永书. 自贡市自流井区儿童体格发育及营养状况分析 [J]. 现代医药卫生，2012，28 (7)：968−970.
[183] 杨根凤. 宜宾县 7 岁以下儿童营养不良调查分析 [J]. 中国医药指南，2010，8 (9)：92−93.
[184] 颜玲，刘祖阳，兰真，等. 四川省农村 6 岁以下儿童营养与健康状况分析

[J]. 现代预防医学，2010，37（21）：4025－4028，4030.
[185] 欧明才，魏应江，苏瑾. 北川县5岁以下儿童营养改善项目结果分析[J]. 中国儿童保健杂志，2007，15（1）：74－76.
[186] 颜玲，罗静，魏仁均，等. 蓬溪县农村0～5岁儿童高营养与健康状况调查[J]. 预防医学情报杂志，2006，22（6）：726－728.